健康ライブラリー　イラスト版

行為障害と非行のことがわかる本

監修　小栗正幸　特別支援教育ネット代表

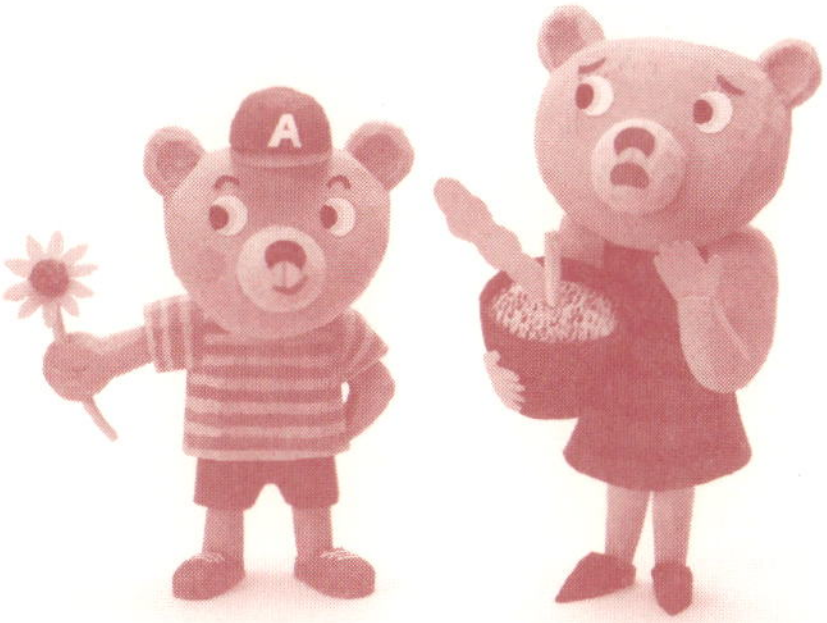

講談社

まえがき

子どもの非行は周囲を困らせます。まして行為障害（素行障害）と診断されるような状態であればなおさらでしょう。子どもが引き起こす問題が大きくなれば、私が長年仕事をしてきた少年鑑別所や少年院など、専門機関での矯正処遇が必要になることもあります。この本は、そうした子どもへの支援や指導のあり方について述べたものです。それも、家庭や学校でできることを中心に。

どうして、家庭や学校でできること、なのでしょうか。じつは、これが子どもの非行全般に共通するとても大切な支援や指導につながるからです。非行少年を取り扱う専門機関であっても、支援・指導の基本は家庭や学校でおこなえる対応と同じです。それがなければ、専門職の者でさえ子どもたちへの支援や指導が行き詰まってしまう現実を、私はいやというほど見てきたのですから。

では、基本とはなにか。最初に本書の要点をまとめておきましょう。まず、家庭や学校で子どもの非行に対処する方法の基礎の基礎は、「それはダメ」という禁止に頼らない指導法を周囲の大人が身につけることです。もちろん、ときには禁止事項への対処を余儀なくされる場面もあると思います。しかし、そうした場合でも、叱責や罰などは基本的に用いません。罰に基づく指導の効果は、極めて限定的なものになってしまうからです。

そして、もっとも大切なのは、子どもが周囲を困らせてしまう行動を、迷惑な不適応行動としてではなく、子どもにとっては精一杯の適応行動なのだととらえる視点です。

このような視点に立つと、非行対応がずいぶん生産的なものになることを、読者にはぜひともわかっていただきたいと思います。

さて、それではどうしたらよいのでしょう。ここから先を示すのが本書の役割です。

注：行為障害という用語は、日本精神神経学会では「素行障害」と改名することになりました。

特別支援教育ネット代表
小栗 正幸

行為障害と非行のことがわかる本

もくじ

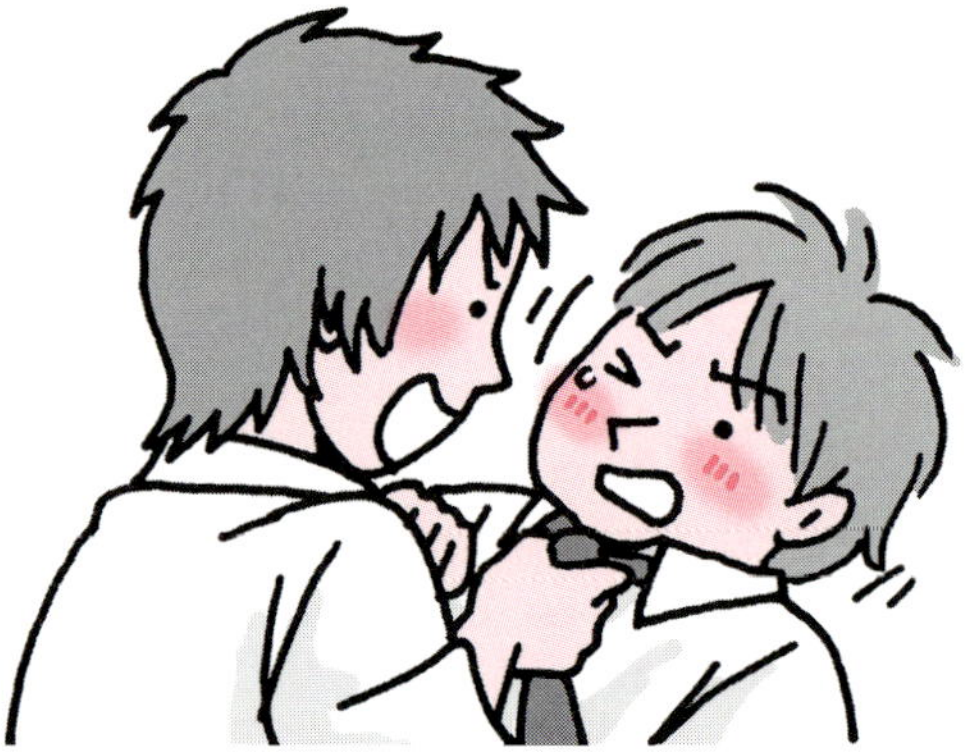

2 行為障害の背景にあるもの

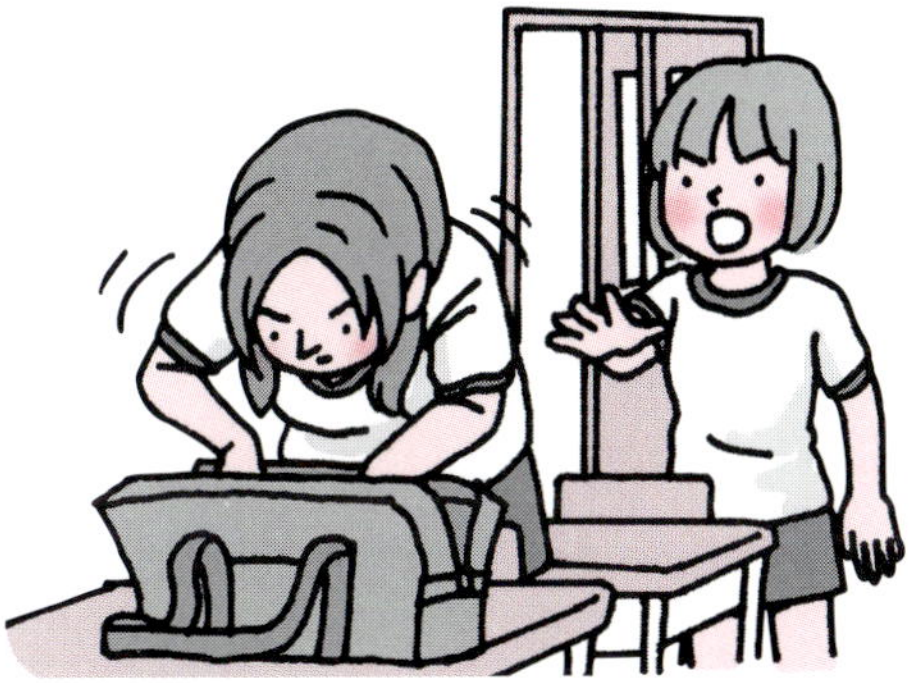

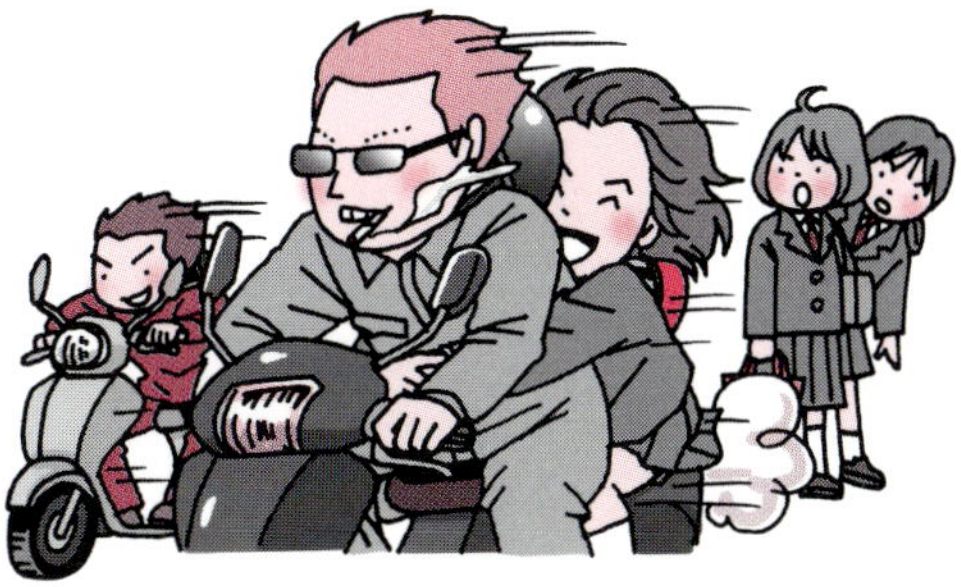

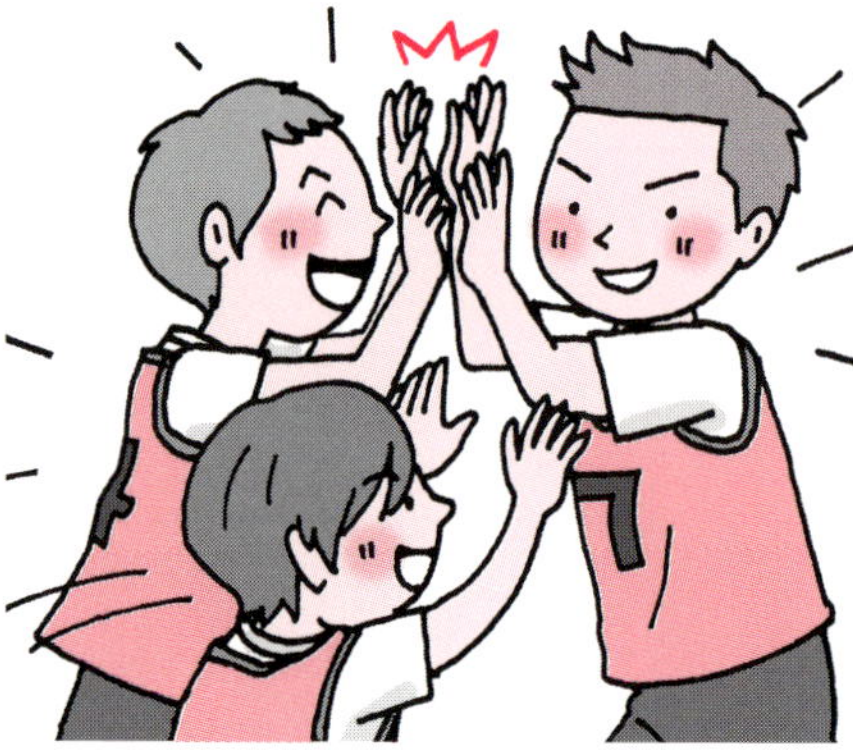

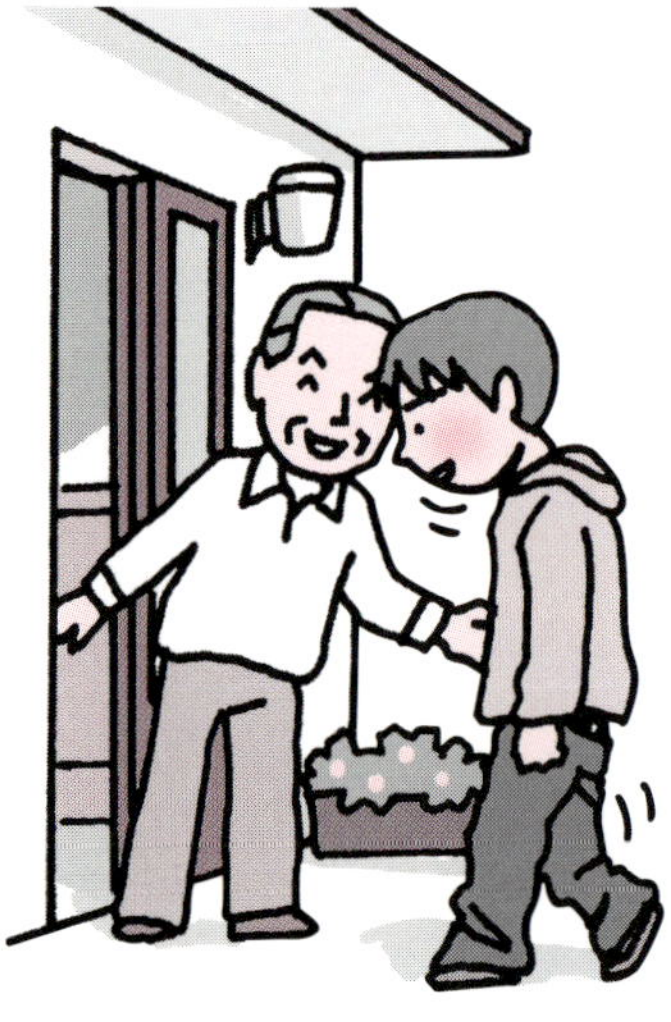

ケース紹介

非行化していった子どもたち

暴力行為や家出、万引きなど、困った行動をくり返すのは、いわゆる「不良」のイメージどおりの子どもばかりではありません。本書に登場する多様な個性をもった子どもたちの例を、ここで紹介しておきましょう。

Aくんの場合（15歳・中学生）

1 幼稚園児の頃から落ち着きがなく、友だちのものをとったり、すぐに手が出てしまったりしていたAくん。小学校でも友だちとのトラブルが多く、授業中に勝手に立ち歩いてしまうなど、困った行動が目立ちました。

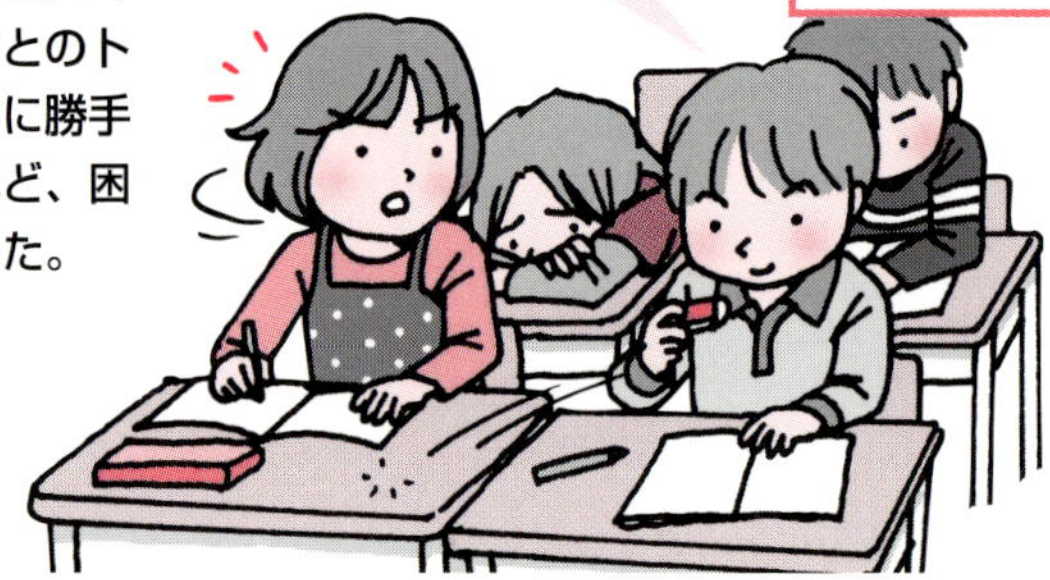

隣の席の子のものを断りなくとってしまうなど、突飛な行動が目立った

2 学校でも家庭でも厳しく指導してきましたが、Aくんの態度は改まらないまま。中学生になったAくんは、髪を金髪に染め、服装も乱れていきました。登校は続けていますが、授業はさぼることが増えています。

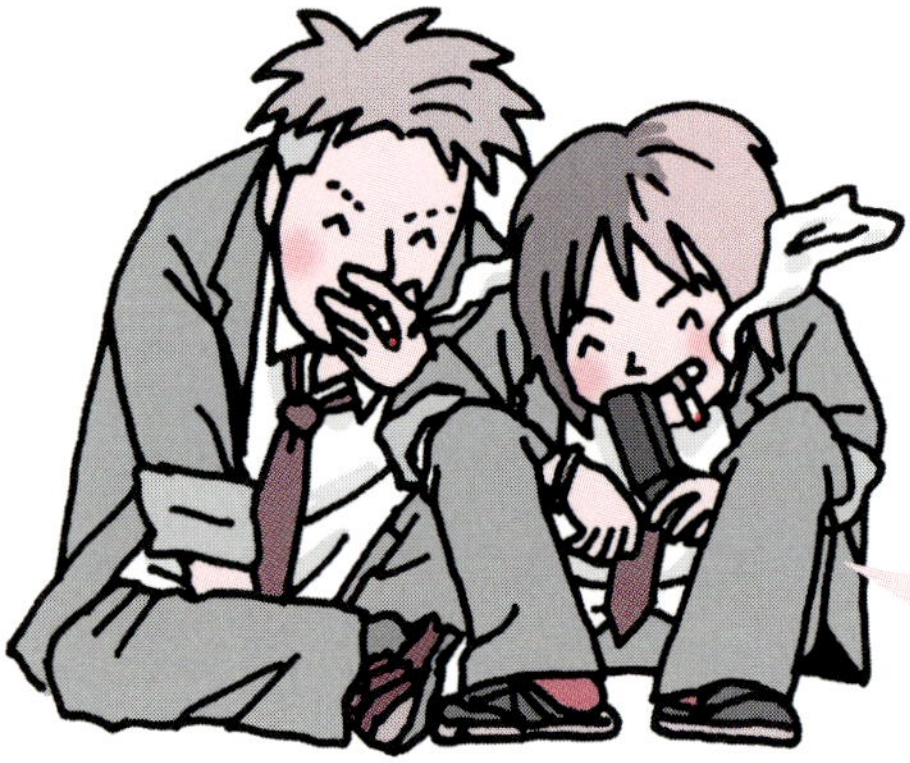

似たような仲間が集まり、体育館の裏で喫煙していることも

3 仲間と夜の街にくり出すことも多くなったAくん。ある日、いつものように盛り場でたむろしていたAくんたちをみて、酔った男性が「ガキは家に帰れ！」と一喝しました。この一言にAくんが怒りだし、男性を暴行。警察に通報されるような騒ぎになってしまいました。

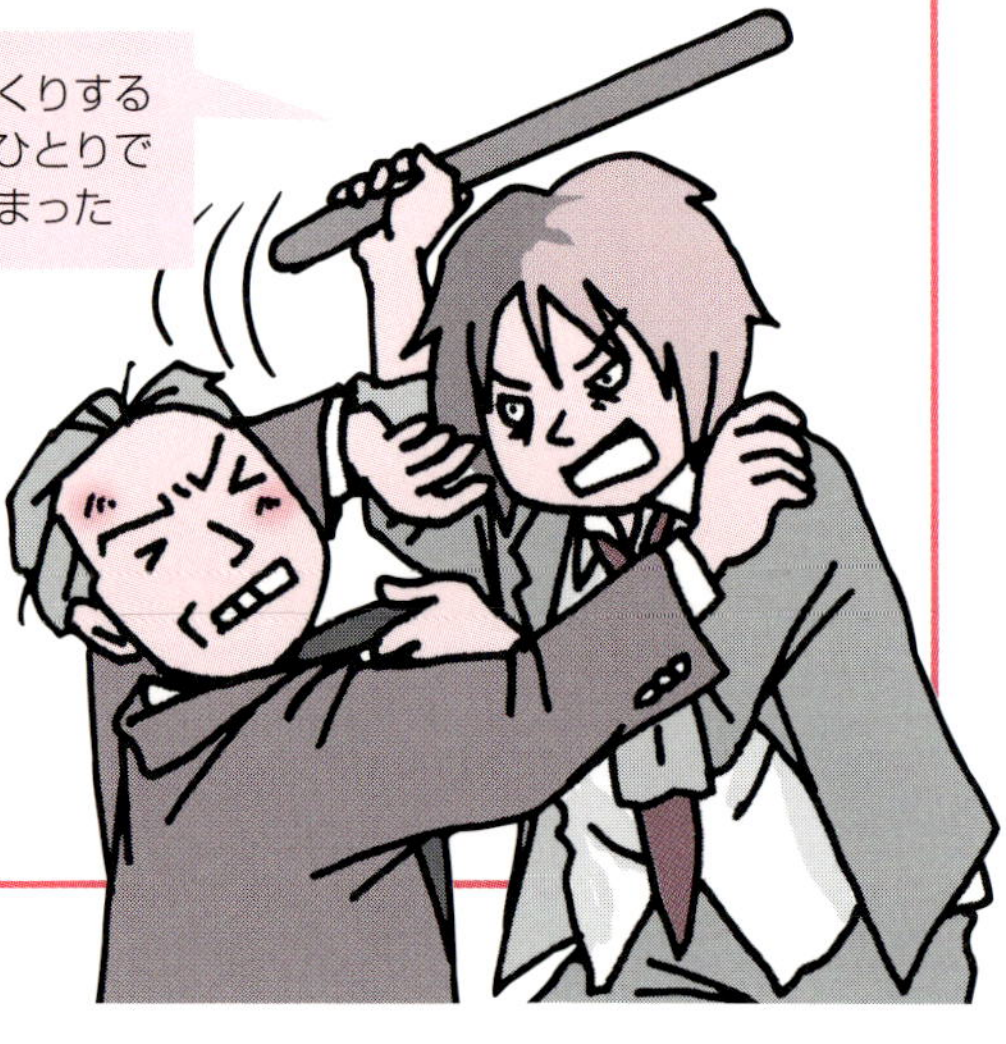

まわりの友だちもびっくりするほどAくんは興奮し、ひとりで男性を叩きのめしてしまった

Bさんの場合
（16歳・無職）

1 小さい頃から一人遊びが多く、これといった友だちもいなかったBさん。小学校に行っても友だちと遊ぶことはほとんどなく、勉強もよくわかりません。「学校はつまらない」と、しだいに学校に行かなくなってしまいました。

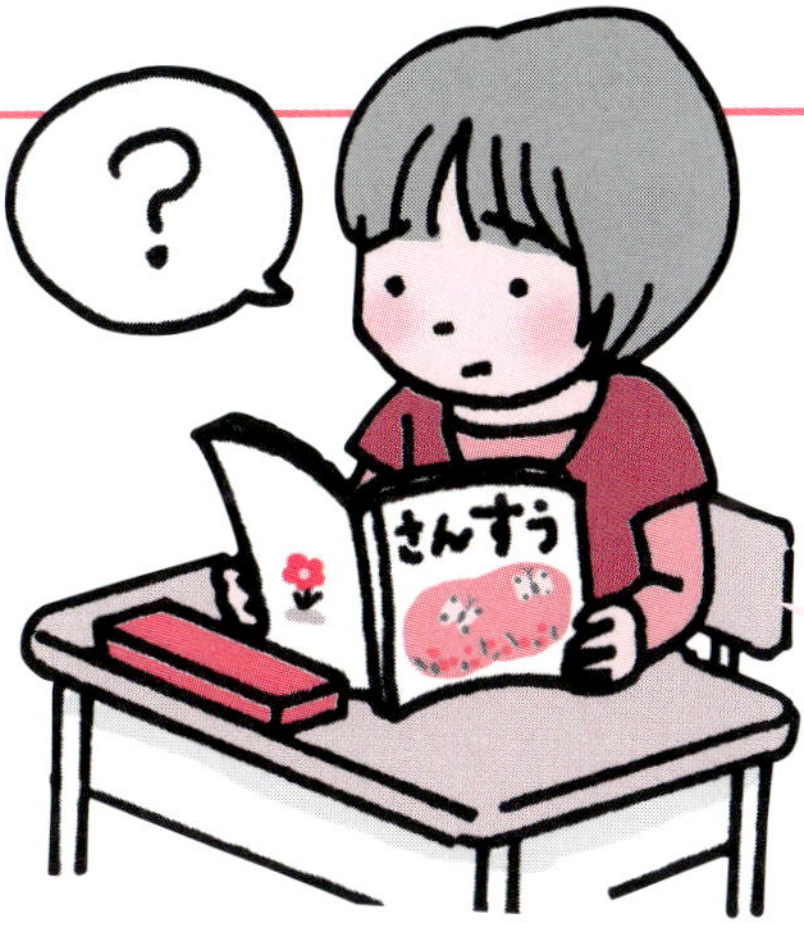

とくに算数は苦手で、足し算・引き算も2桁になると、よくわからない状態

パソコン漬けの毎日を送っていたBさんは、出会い系のサイトも利用していた

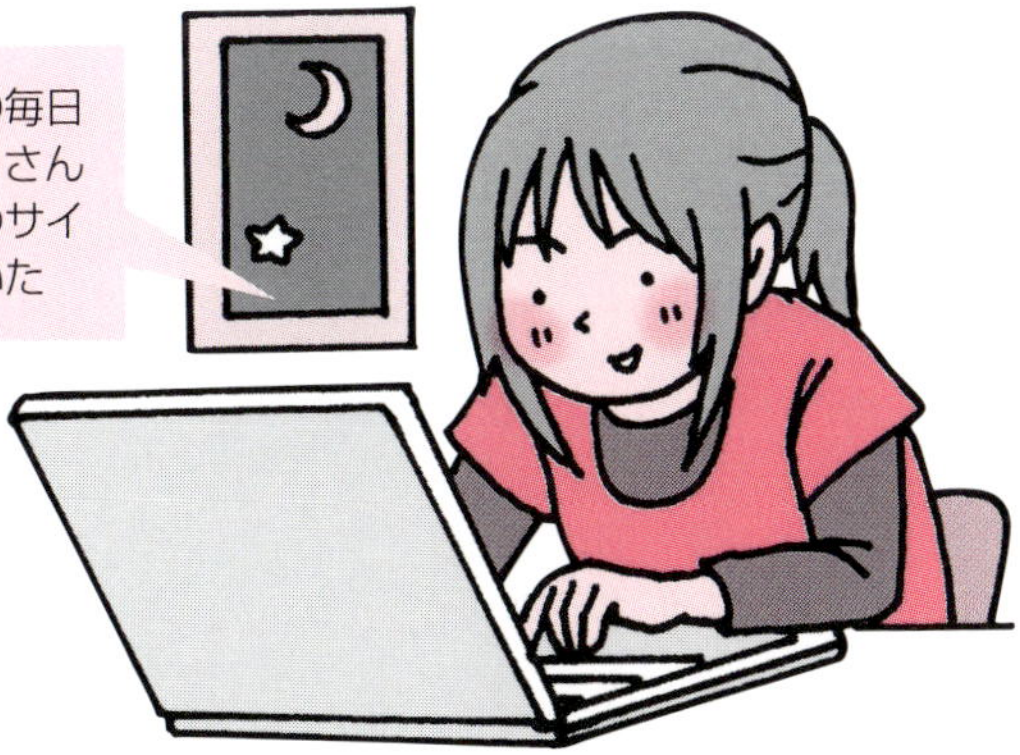

2 中学校に進学したものの、入学後まもなく不登校に。昼間はダラダラと寝て過ごし、夜になると一晩中パソコンに向かうBさんは、なにかと口出しをする家族との関係もうまくいかなくなり、家出をくり返すようになりました。

3 やがてBさんは、つきあいはじめた男性の家に入り浸り、家に帰らなくなってしまいました。男性にすすめられるまま違法薬物にまで手を出し、警察に逮捕される事態になりました。

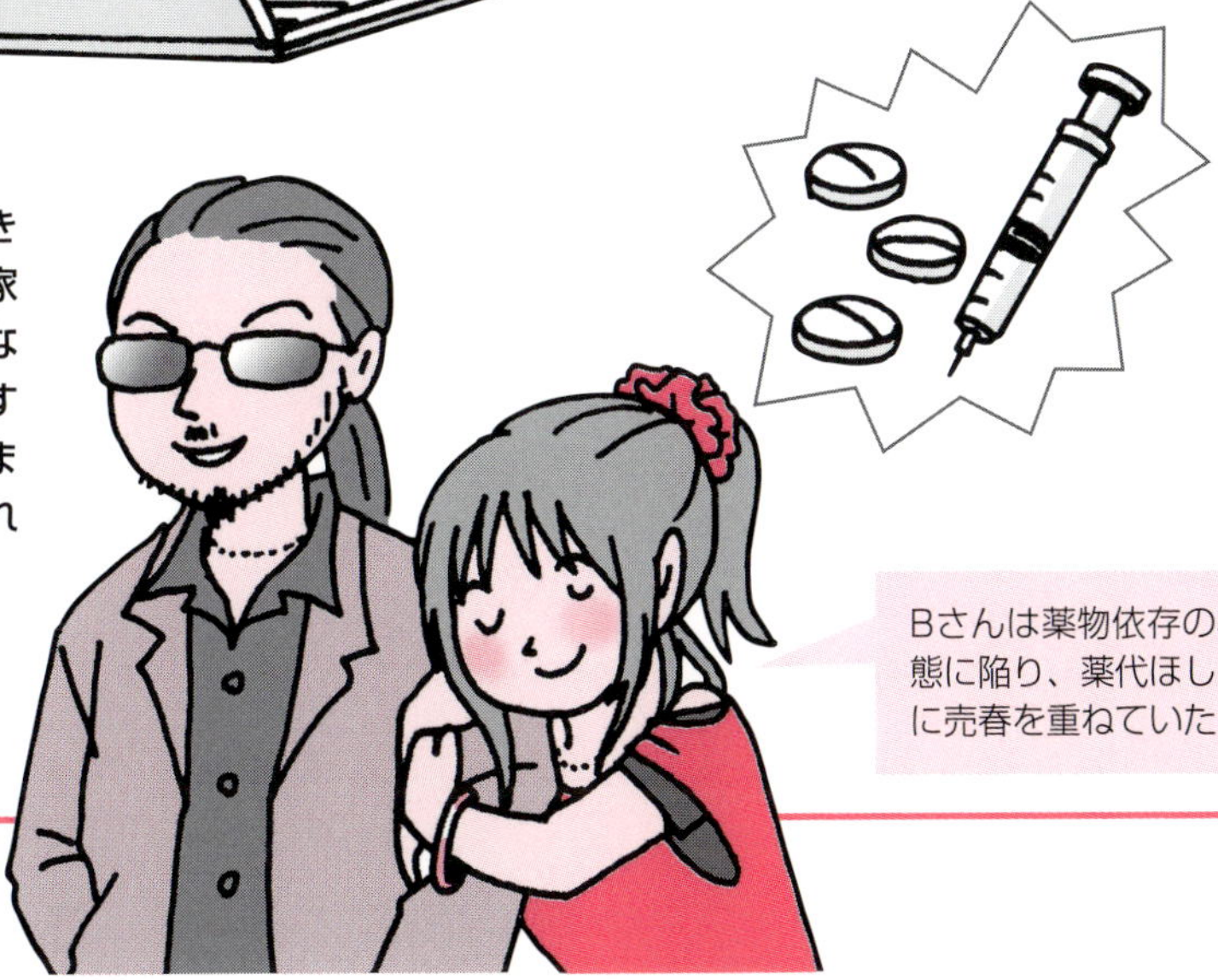

Bさんは薬物依存の状態に陥り、薬代ほしさに売春を重ねていた

Cくんの場合（17歳・高校生）

1 小学校でも中学校でも、つねにトップクラスの成績を維持していたCくん。集団活動をいやがったり、しばしば人を見下すような発言をしたりするなどの困った言動もありましたが、周囲は深刻な問題と思わずにいました。

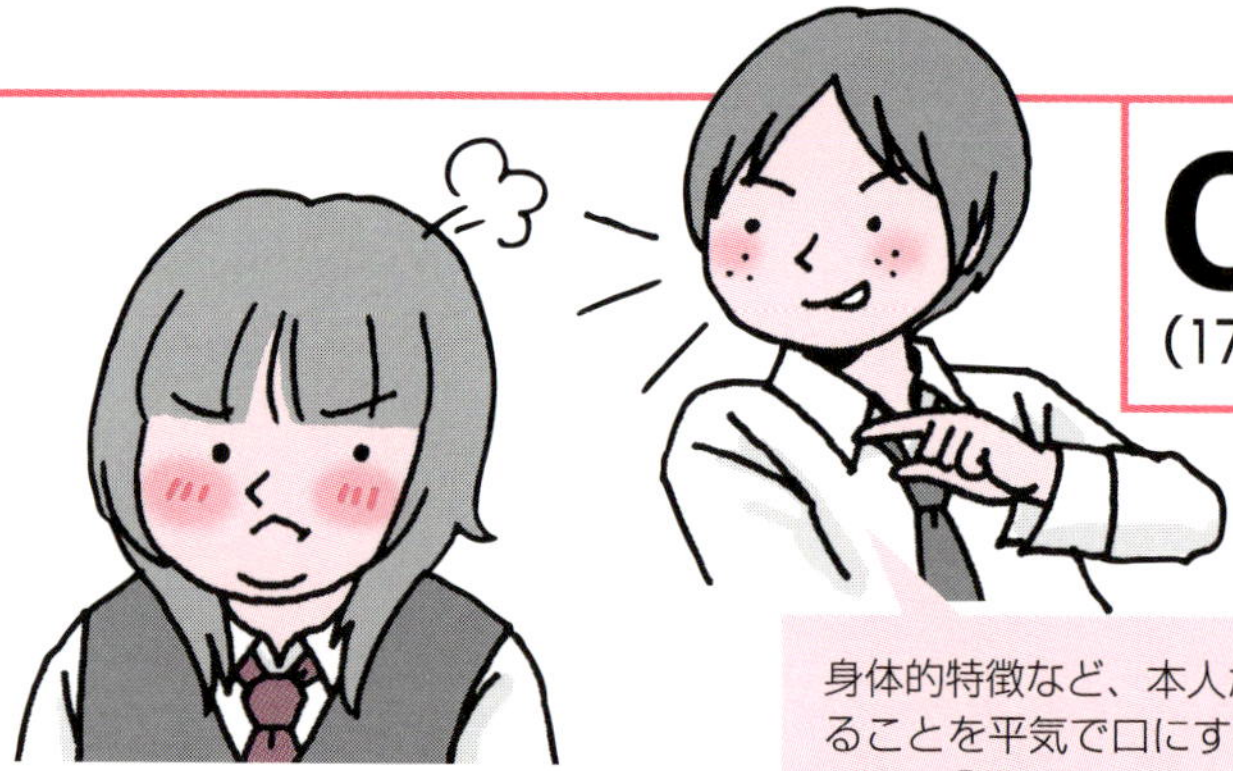

身体的特徴など、本人が気にしていることを平気で口にするCくんのことを、「頭はいいけど、いやな奴」と思っている子も少なくなかった

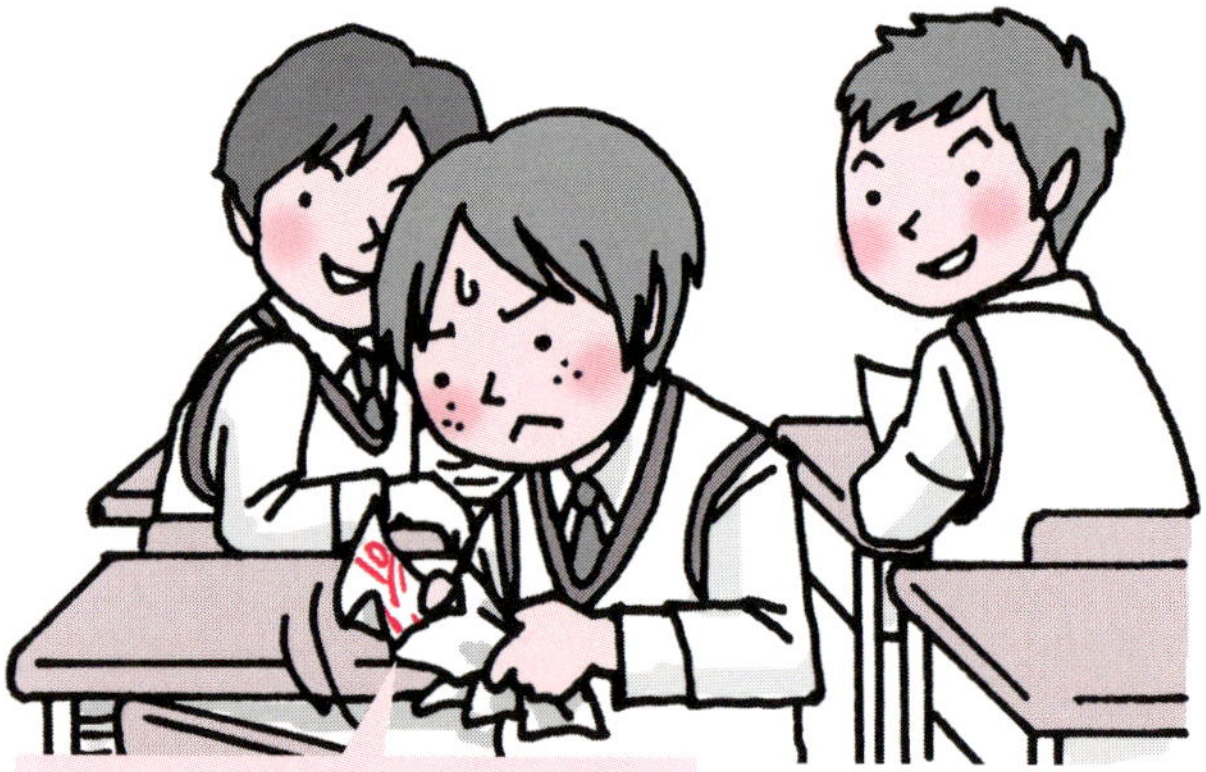

「落ちこぼれ」になってしまったCくんは、自尊心を打ち砕かれた

2 そんなCくんの進んだ高校は、全国有数の進学校。難易度の高い授業についていけなくなり、Cくんの成績はがた落ち。面白くないCくんは家族に八つ当たりし、勉強の話を持ちだす母親に、暴力をふるうことも増えていきました。

3 ある日、学校の帰りに立ち寄った店で、Cくんはゲームソフトを万引きしているところを店員に発見されました。逃げ出そうとしたうえ、「盗んだ」と認めず、謝りもしない態度が問題になり、警察に通報されてしまいました。

万引きの現場を取り押さえられ、保護者が呼びだされることに

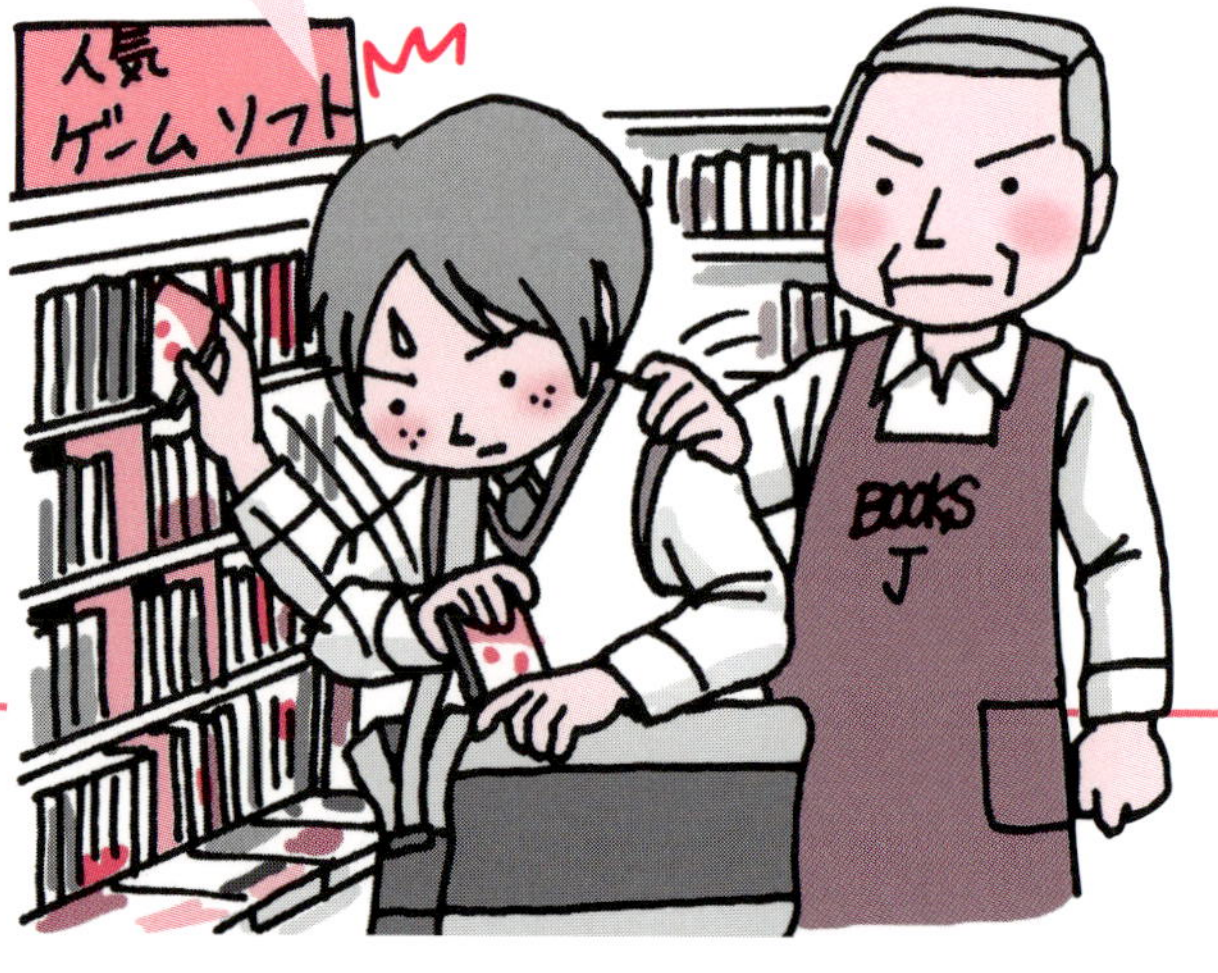

Aくん、Bさん、Cくんは、なぜ警察沙汰になるほどの問題を引き起こすようになってしまったのでしょう？　どうすれば防げたのでしょうか？　この先、どう対応していけばよいのでしょうか？　本書を通じて、その答えを探っていきましょう。

1

困った行動には意味がある

反抗的で、すぐに暴力をふるってしまう。
盗みを働いたり、学校をさぼって遊び歩いたりする。
そんな子どもの困った行動は、「やめさせよう」という姿勢でのぞんでも、
なかなか思うようにはいきません。
子どもの行動にどんな意味があるのか、
まずはそこから見直してみることが必要です。

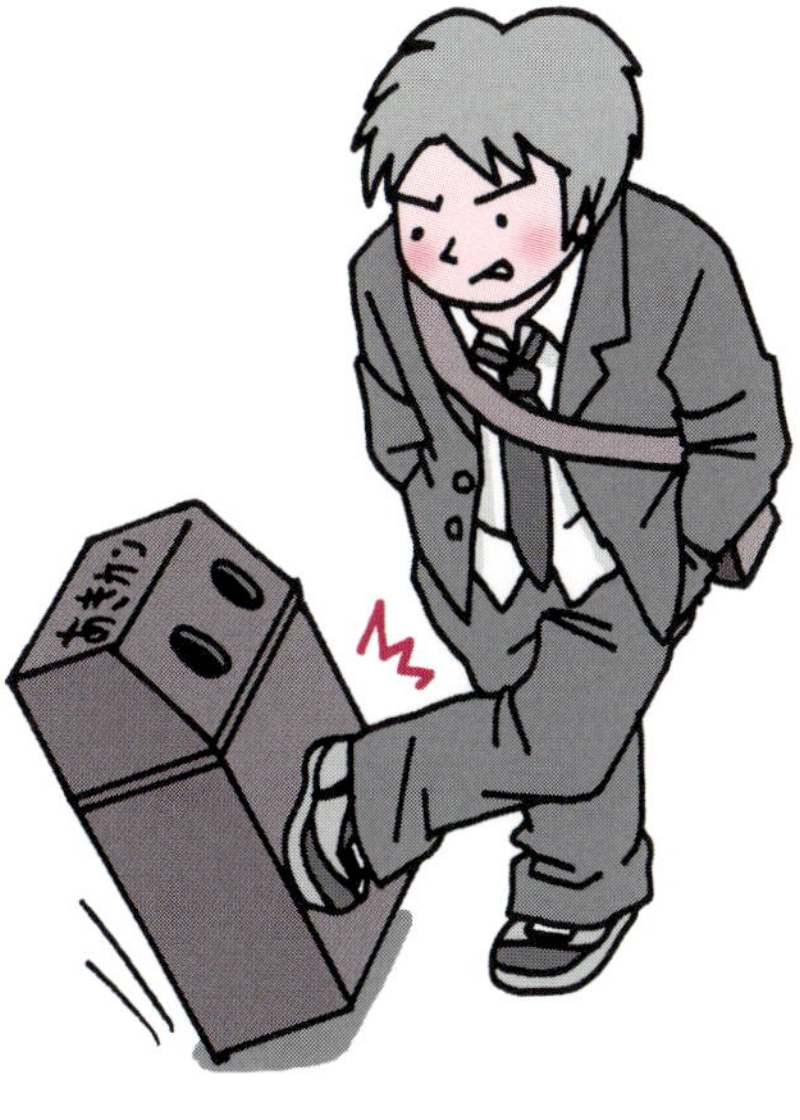

基本的な考え方①

困った行動をするのは困っている子ども

反抗的で暴力的。平気でウソをついたり、ものを盗んだりする。こうした「困った行動」をする子に適切にかかわっていくには、子ども自身がかかえている問題に目を向けることが必要です。

「困った子」へのよくある対応

家庭や学校での子どもの困った言動は、まわりの者にとって大きな迷惑になります。指導・教育する立場にある大人は、行動を正そうと厳しく接しようとしますが、なかなかうまくいかないのが現実です。

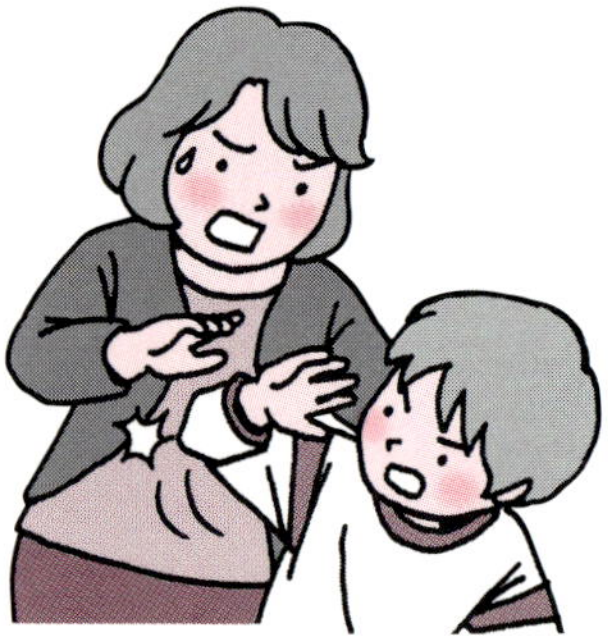

親や教師を困らせる言動

- 注意しても素直に聞かず、反抗的である
- 見えすいたウソをつき、他人のせいにする
- 勉強をせず、学校をさぼりがち
- 他人のものを盗む
- 万引きをする
- ナイフなど危ないものを持ち歩く
- 夜遊びや不良グループとの交遊がある
- 暴力をふるう
- 動物を虐待する
- 放火や破壊行為がみられる

困った言動の背景

子ども自身がなにかしら困ったことをかかえながら、適切な解決策を見出せない状態に置かれている。なんらかの意図が言動に反映されていることも

迷惑度が高い行動にふりまわされてしまう

子どもの困った言動は、その言動だけをやめさせようとしても、なかなかうまくいきません。注意しても反抗的な態度をとり、さらに言動をエスカレートさせ、結果的に大人がふりまわされてしまうことも珍しくありません。

親や教師にとっては、その子がわざと周囲を困らせようとしているように見え、ますます厳しくコントロールしようとします。

視点を変えることで本当の問題を探っていく

しかし、周囲を困らせる子は、その子自身、なにかしら困ったことをかかえているもの。周囲には受け入れがたい言動ではあっても、そうせざるを得ない理由が、その子自身にはあるのです。「問題行動＝困っている子どもからのSOS」ととらえることが、子どもがかかえている問題に気づき、解決していくための第一歩です。

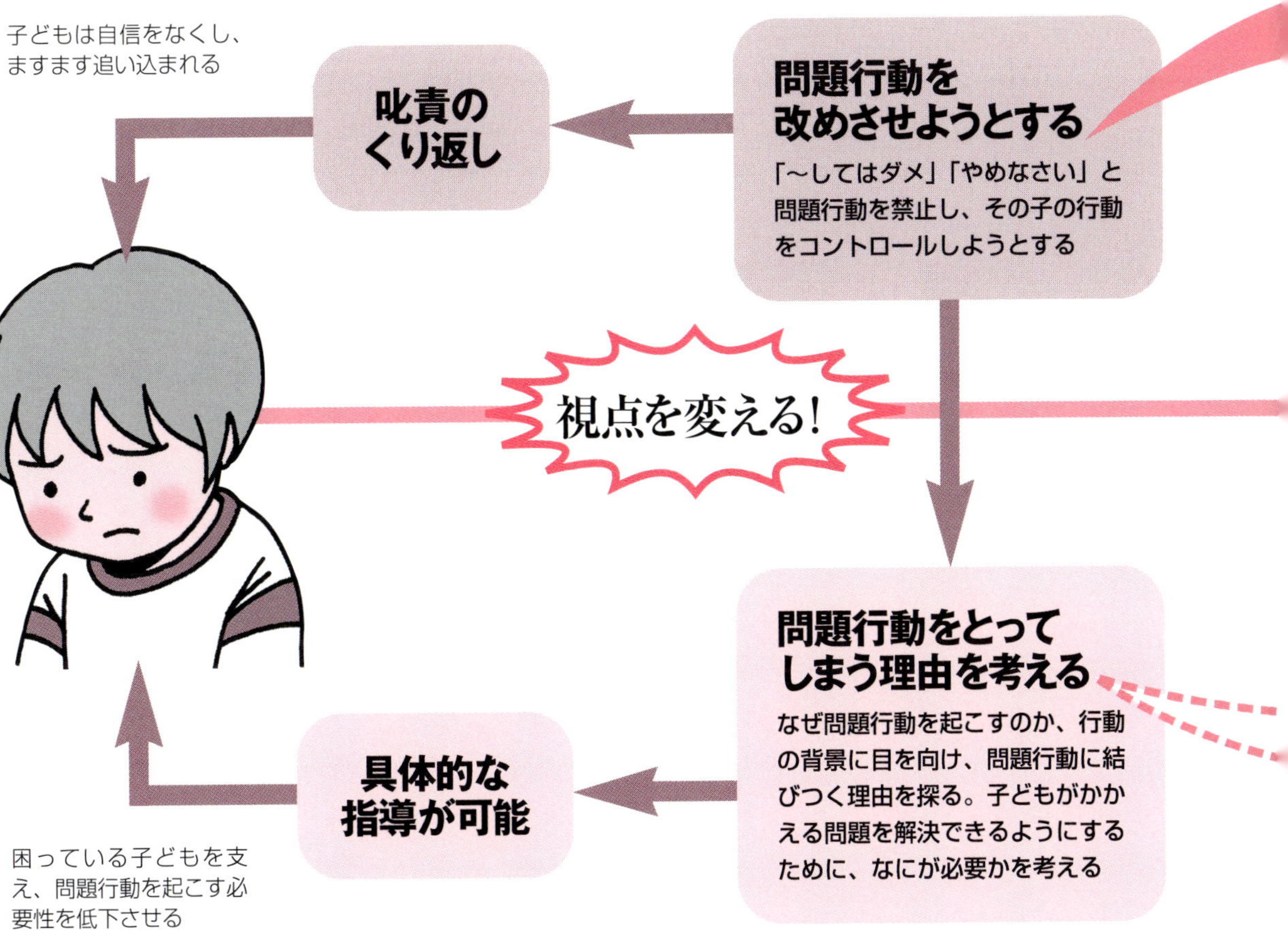
問題行動を改めさせようとする
「～してはダメ」「やめなさい」と問題行動を禁止し、その子の行動をコントロールしようとする
叱責のくり返し
子どもは自信をなくし、ますます追い込まれる
視点を変える!
問題行動をとってしまう理由を考える
なぜ問題行動を起こすのか、行動の背景に目を向け、問題行動に結びつく理由を探る。子どもがかかえる問題を解決できるようにするために、なにが必要かを考える
具体的な指導が可能
困っている子どもを支え、問題行動を起こす必要性を低下させる

基本的な考え方②

「行為障害」は「非行」の医学的な診断名

いわゆる「非行少年」とよばれ、トラブルばかり引き起こす子どもは、医学的には「行為障害」という診断名が下されます。ただし、この状態がずっと続くわけではありません。

反抗挑戦性障害

幼児期や学童期に、反抗的、挑戦的な態度でトラブルを起こしやすい状態

気がかりな言動がある子ども

適切なかかわりがないと移行しやすい

行為障害

多くは思春期の子どもが、反社会的、攻撃的、反抗的な行動をくり返す状態

いわゆる非行少年

多くの子どもは成人前に落ち着き、パーソナリティ障害にまで至ることは少ない

反社会性パーソナリティ障害

人をだます、傷つける、ものを盗むなど、反復的に犯罪をくり返す状態。人格形成途上の子どもには当てはまらず、18歳以降に適応される

適切な教育で社会に適応できる力は育つ

あくまでも修正可能な状態

幼い頃から反抗的で暴力的な子は、行為障害の状態になりやすく、大人になってから犯罪をくり返す反社会性パーソナリティ障害につながることもあります。とはいえ、すべてがその道を歩むわけではありません。

子どもの「可塑性」に注目した診断名

司法の用語としても使われる「非行」の状態を、医学的にみると「行為障害」という診断名になります。ただし、両者は完全にイコールというわけではなく、特定の非行行為が六ヵ月から一年持続する場合を行為障害といいます。

行為障害の状態にある子どもに、「先々、犯罪者になってしまうのでは」という危惧をいだくこともあるでしょう。しかし、子どもには可塑性《かそせい》、つまり周囲の環境に対して柔軟に変化を遂げる力があります。子どもの成長過程で適切にかかわることにより、反社会的なパーソナリティ（人格）の形成を未然に防ぐことは十分に可能です。

DSM-Ⅳによる診断基準

行為障害、あるいはそれにつながるおそれのある反抗挑戦性障害の状態かどうかは、アメリカ精神医学会が作成した診断基準（DSM-Ⅳ）によって判断するのが一般的です。

反抗挑戦性障害

A．少なくとも6ヵ月持続する拒絶的、反抗的、挑戦的な行動様式で、以下のうち4つ（またはそれ以上）が存在する
- (1) しばしば「かんしゃく」を起こす
- (2) しばしば大人と口論をする
- (3) しばしば大人の要求、または規則に従うことに積極的に反抗または拒否する
- (4) しばしば故意に他人をいらだたせる
- (5) しばしば自分の失敗、不作法を他人のせいにする
- (6) しばしば神経過敏または他人からいらいらさせられやすい
- (7) しばしば怒り、腹を立てる
- (8) しばしば意地悪で執念深い

注：その問題行動が、その対象年齢および発達水準の人に普通認められるよりも頻繁に起こる場合にのみ、基準が満たされたとみなすこと

B．その行動上の障害は、社会的、学業的、または職業的機能に臨床的にいちじるしい障害を引き起こしている

C．その行動上の障害は、精神病性障害または気分障害の経過中にのみ起こるものではない

D．行為障害の基準を満たさず、またその者が18歳以上の場合、反社会性パーソナリティ障害の基準は満たさない

『DSM-Ⅳ-TR　精神疾患の分類と診断の手引き』
髙橋三郎・大野裕・染矢俊幸訳（医学書院）による

行為障害

A．他者の基本的人権または年齢相応の主要な社会的規範または規則を侵害することが反復し持続する行動様式で、以下の基準の3つ（またはそれ以上）が過去12ヵ月の間に存在し、基準の少なくとも1つは過去6ヵ月の間に存在したことによって明らかとなる

〈人や動物に対する攻撃性〉
- (1) しばしば他人をいじめ、脅迫し、威嚇する
- (2) しばしば取っ組み合いのけんかを始める
- (3) 他人に重大な身体的危害を与えるような武器を使用したことがある（例：バット、レンガ、割れたビン、ナイフ、銃）
- (4) 人に対して残酷な身体的暴力を加えたことがある
- (5) 動物に対して残酷な身体的暴力を加えたことがある
- (6) 被害者の面前での盗みをしたことがある（例：人に襲いかかる強盗、ひったくり、強奪、武器を使っての強盗）
- (7) 性行為を強いたことがある

〈所有物の破壊〉
- (8) 重大な損害を与えるために故意に放火したことがある
- (9) 故意に他人の所有物を破壊したことがある（放火以外で）

〈嘘をつくことや窃盗〉
- (10) 他人の住居、建造物、または車に侵入したことがある
- (11) 物や好意を得たり、または義務を逃れるためしばしば嘘をつく（すなわち、他人をだます）
- (12) 被害者の面前ではなく、多少価値のある物品を盗んだことがある（例：万引き、ただし破壊や侵入のないもの、偽造）

〈重大な規則違反〉
- (13) 親の禁止にもかかわらず、しばしば夜遅く外出する行為が13歳以前から始まる
- (14) 親または親代わりの人の家に住み、一晩中、家を空けたことが少なくとも2回あった（または、長期にわたって帰らないことが1回）
- (15) しばしば学校を怠ける行為が13歳以前から始まる

B．この行動の障害が臨床的にいちじるしい社会的、学業的、または職業的機能の障害を引き起こしている

C．その者が18歳以上の場合、反社会性パーソナリティ障害の基準を満たさない

視点を変える①

反抗的で攻撃的な言動が目立つ場合

子どもの反抗的で攻撃的な言動は、周囲の感情的な対応をまねきがち。しかし、そうした感情的な対応が、火に油を注ぐ結果になっているかもしれません。

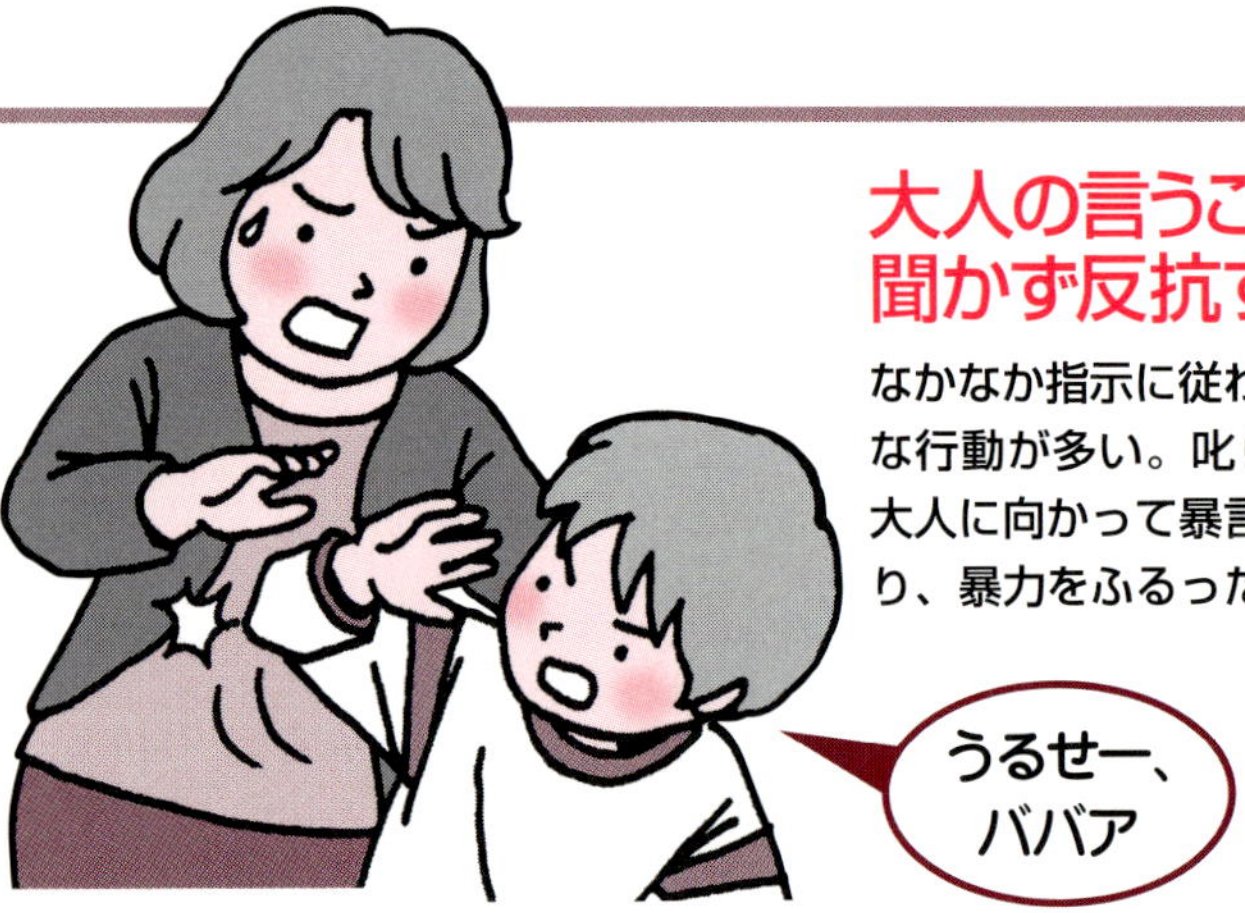

大人の言うことを聞かず反抗する

なかなか指示に従わず、勝手な行動が多い。叱られると、大人に向かって暴言をはいたり、暴力をふるったりする

気に入らないことがあるとすぐに手が出る

友だちのささいな一言に極端に反応し、つかみかかって暴力をふるうことも。なぜそれほど怒るのか、周囲は理解しにくい

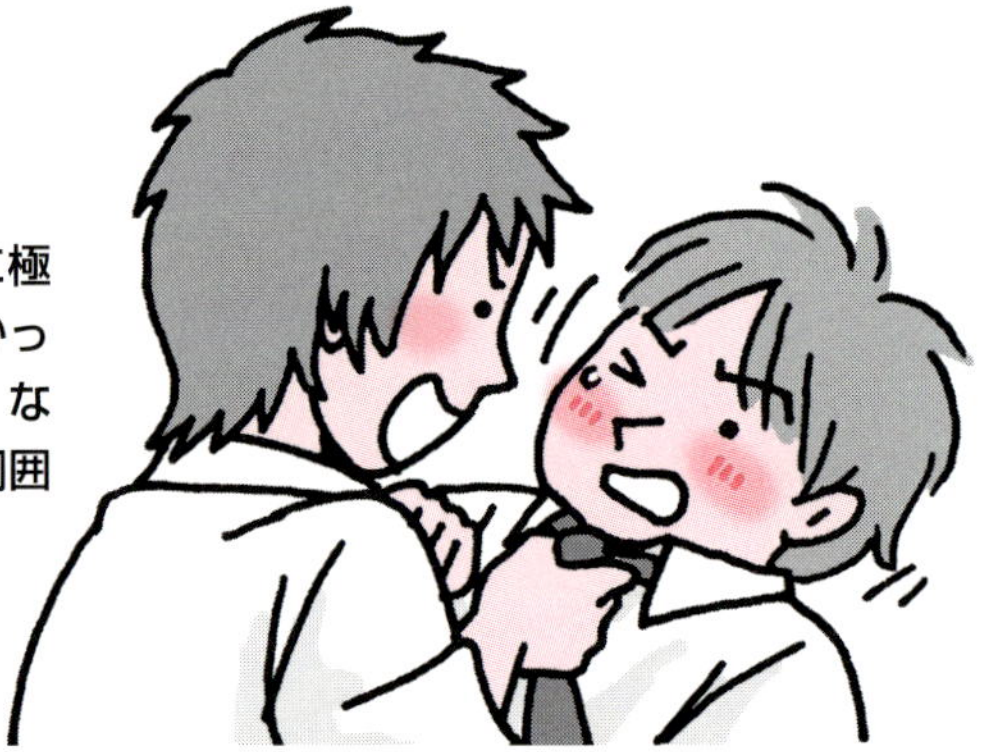

視点の転換

よくある周囲のとらえ方

- 人の言うことを素直に聞けない子だ
- 攻撃性が高くて怖い
- わざと人を傷つけて喜んでいる、意地悪な子だ
- がまんすることを教えなければならない
- 暴力をやめさせる必要がある

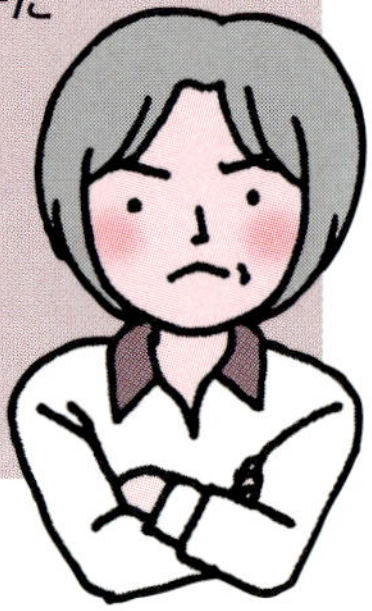

攻撃しながら自分も傷ついている

叱られても、素直に反省せず、反抗的で攻撃的な態度をとる子、人を傷つけるようなことを平気で口にする子は、まわりの反感を買ってしまいます。そうした周囲の反応に、子どもは警戒心をいだき、自分の身を守るために、さらに攻撃的な態度をとるという悪循環が生じていきます。注意するほうからすると、「反抗的な態度」とみえますが、子ども本人にしてみれば、窮地に追い込まれながら、精一杯防御しようとしていることの現れかもしれません。

そもそも、なぜ指示に従いにくいのか、容易にいらだったり、いらだたせるようなことを言ってしまったりするのかを考えてみることが必要です。

人をいらだたせるようなことばかり言う

体型や顔立ちなど、相手が気にしていそうなことを面と向かって口にして、「いやなことを言う人」と嫌われてしまう

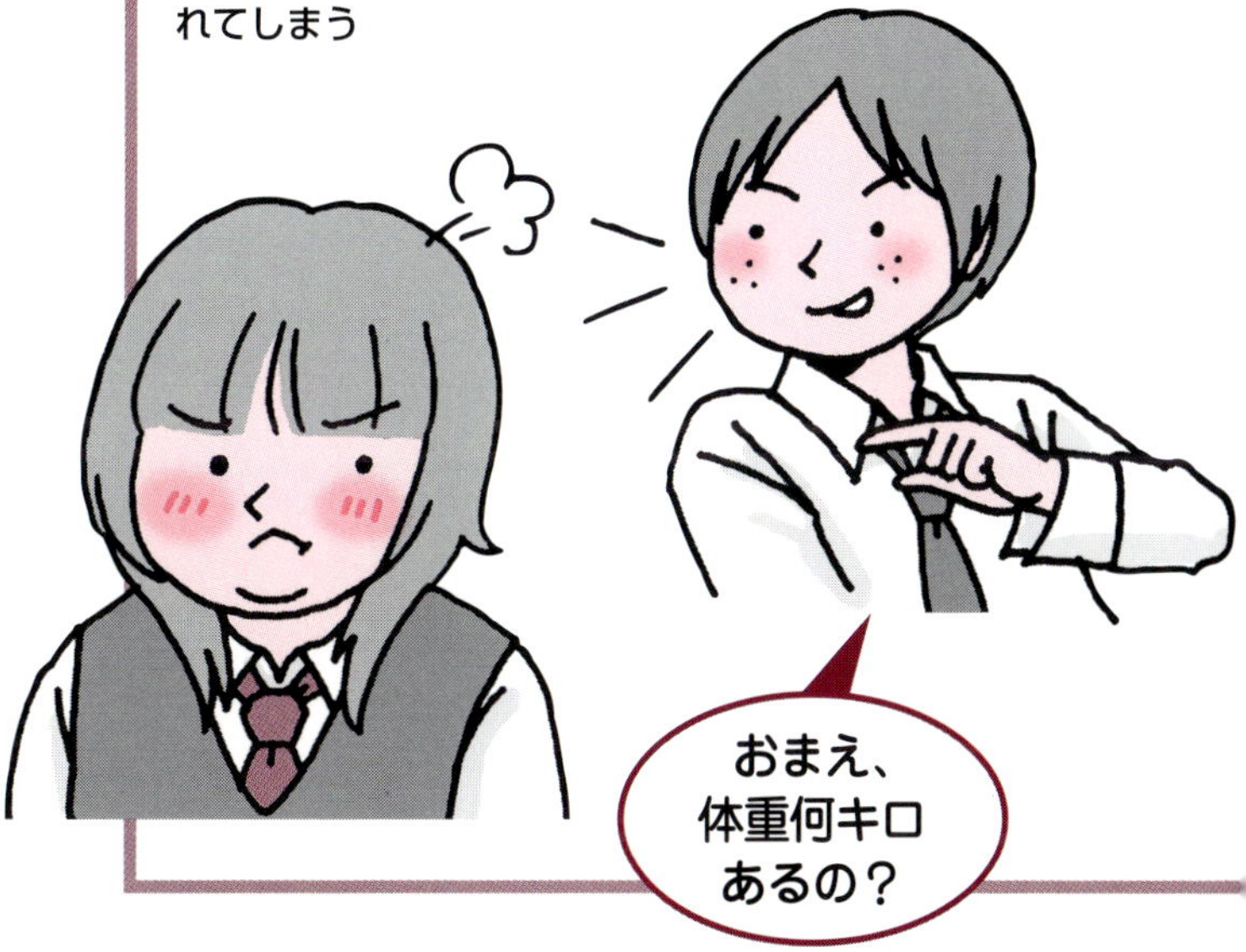
おまえ、体重何キロあるの？

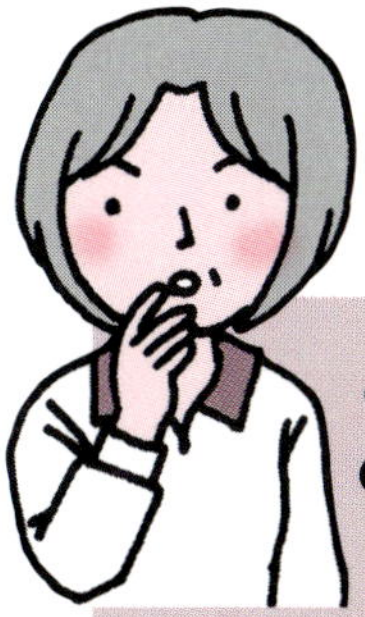

こんなふうに考えてみる

- 「お遊びモード」だったのに、突然叱られるなどして、気持ちが切り替えられなかったのでは？（→28ページ）
- 相手の気持ちを想像するのが苦手なのではないか
- 衝動をコントロールするのが苦手なのではないか
- じつは被害者意識が強いのではないか
- 攻撃は防御行動ではないか

こんなときは　すぐにかんしゃくを起こして手がつけられない

パニックになって大声で叫ぶ、かむ、蹴る、暴れる……。そんな手にあまるかんしゃくを起こす子は、その背景に、衝動性やこだわりなどを示す発達障害がひそんでいることがあります（→第3章）。

視点を変える②

ものを盗んだり、平気でウソをついたりする

盗みやウソをくり返す子に、周囲は不信感をいだきがち。しかし、「盗癖」「虚言癖」という見方で子どもの言動をくくってしまうと、見逃してしまうことがありそうです。

万引きをくり返す

店の人にとがめられ、保護者が呼び出される事態もしばしば。謝罪だけでおさまらず、警察沙汰になることも

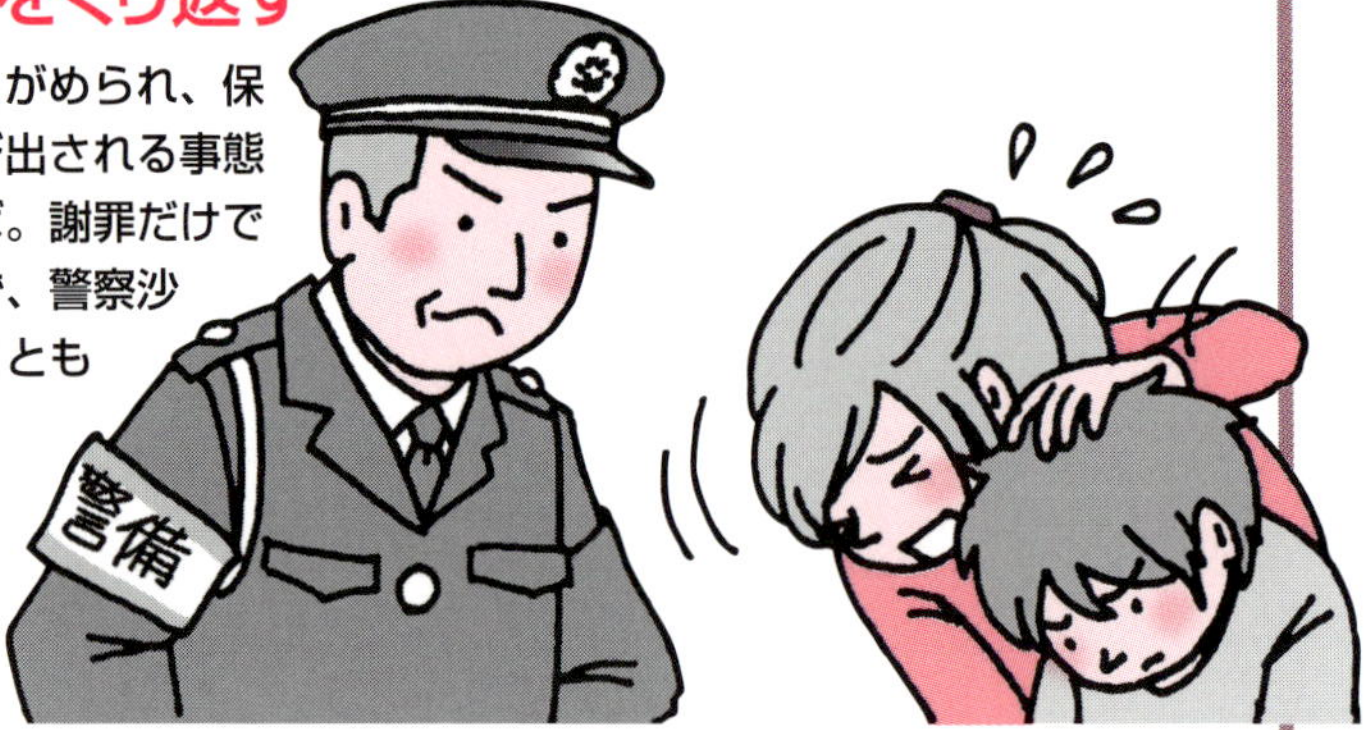

警備

人の金品を漁《あさ》ったり、盗んだりする

友だちのカバンを勝手に開けて中を探ったり、友だちの持ちものを黙って持ち帰ってしまったりすることがあり、周囲の不信感をまねいてしまう

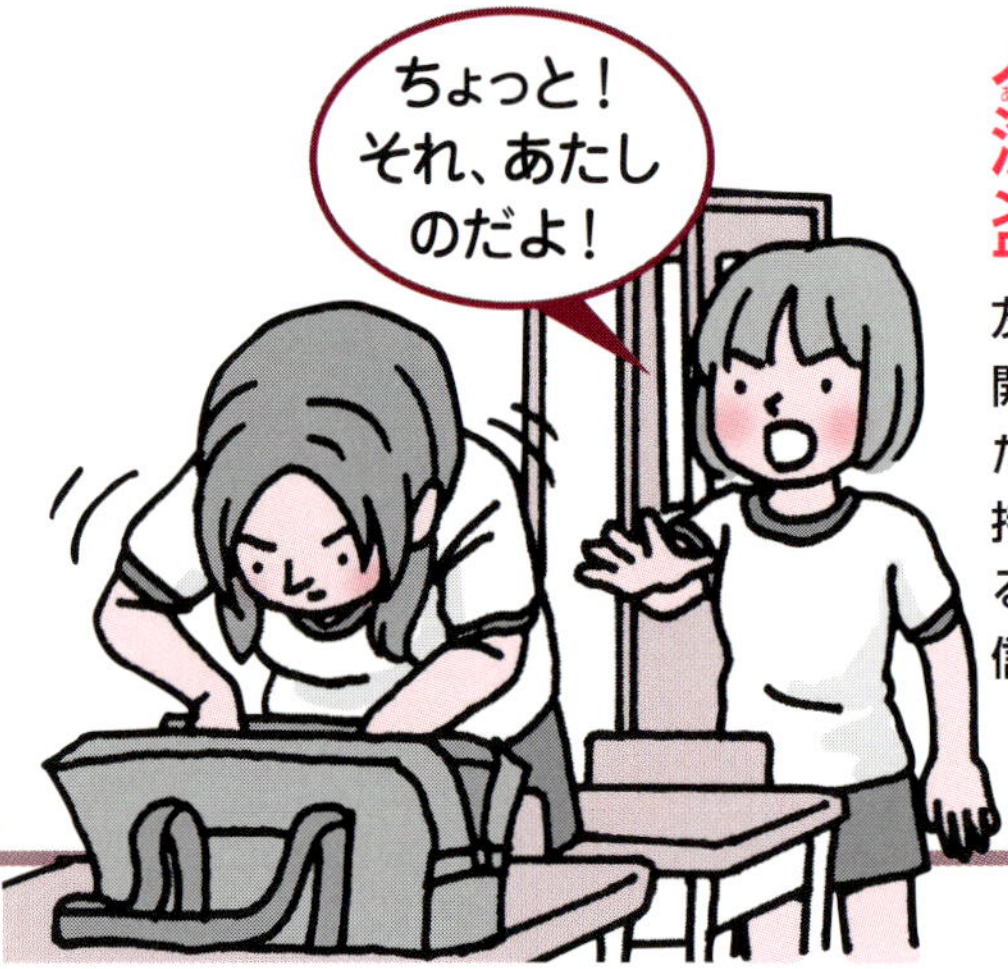

ちょっと！それ、あたしのだよ！

よくある周囲のとらえ方

- 盗癖がある
- 道徳的観念がない
- なにを言っても信じられない
- 「盗むな」「ウソをつくな」と、厳しく指導しなければならない

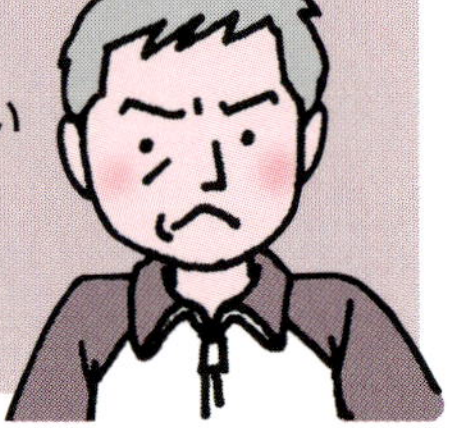

視点の転換

自分の非を認めることは大きな苦痛

自分の非をあしざまに指摘されるのは、だれにとっても不快なものです。ほかの人のものを勝手にとったり、見えすいたウソをくり返したりするのが「悪いこと」であるのは言うまでもありませんが、「盗んだだろう！」「ウソをつくな！」などと詰問すれば、たいていの子どもは否認します。

叱責する側からみれば、反抗的で反省がないように映りますが、子どもにしてみれば、自分の非を認めるという大きな苦痛から逃れたい一心から、明らかにウソとわかる言い訳をしてしまうのかもしれません。

子どもの言動を「盗癖」「虚言」と頭から決めつけず、違った視点からアプローチすることも必要です。

見えすいたウソをつく

人のものを持っていることをとがめられたり、「盗んだのだろう！」などと詰問されたりすると、苦しい言い訳をしたり、人のせいにしたりして、決して非を認めない

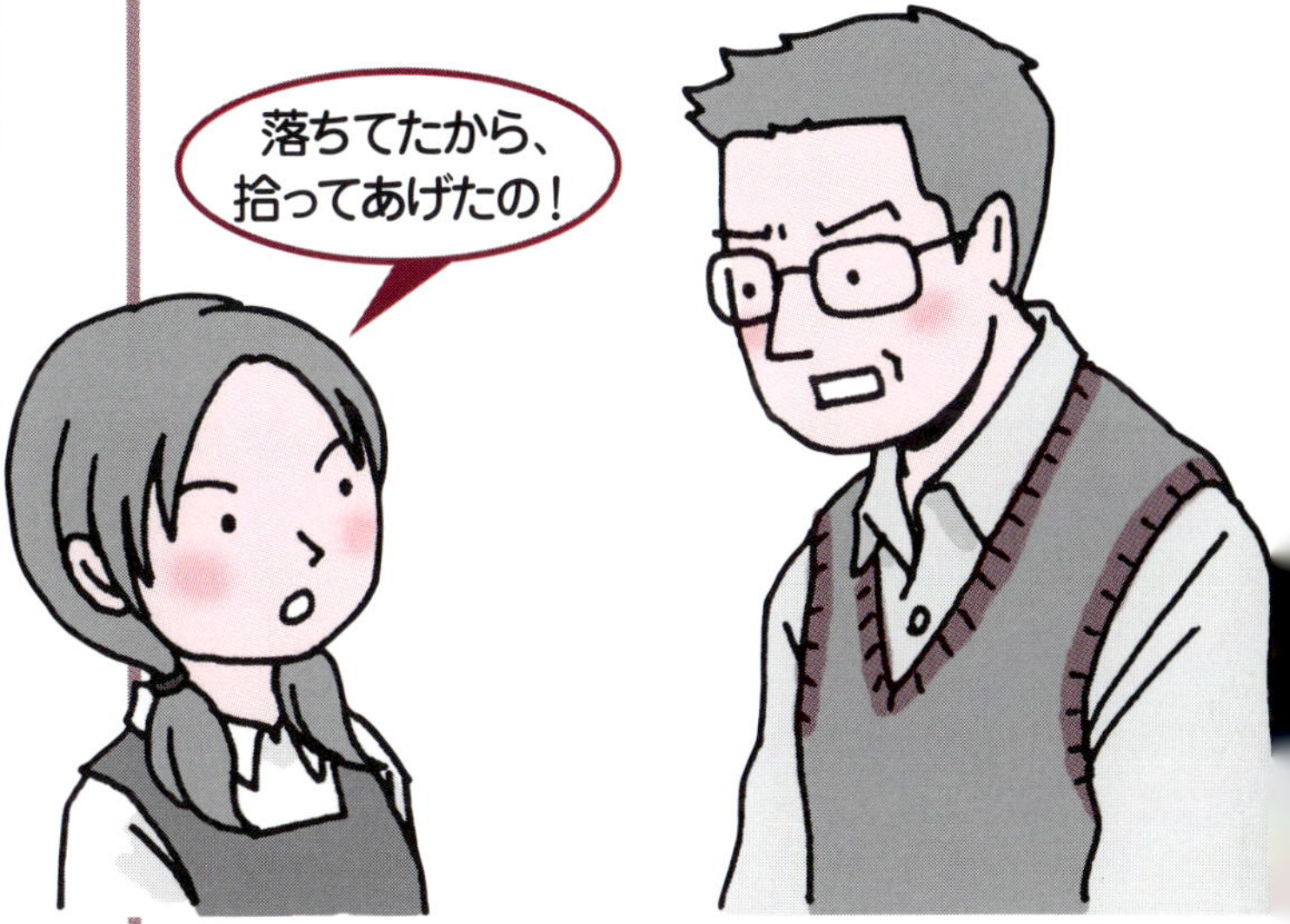
落ちてたから、
拾ってあげたの！

こんなときは 自分のことを棚に上げて、なんでも人のせいにする

行為障害の子の多くは、「○○にこんなことをされた」という被害者意識を強くもつ傾向があります。他者の気持ちは推測しにくくても、自分が受ける快・不快の感覚は、身体的な反応として理解しやすいからです。

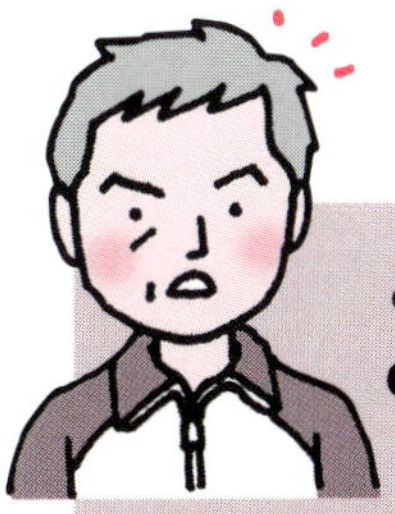

こんなふうに考えてみる

- 本当に「盗もう」と思っていたのか。「借してほしい」と思っていただけではないのか
- 手に入れたいものがあるときに、どういう手順をふめばよいか、わかっていないのではないか
- ウソをつくことで、なにを守ろうとしているのか

視点を変える③

学校をさぼり、派手な格好で遊びまわる

派手な格好をし、飲酒・喫煙など大人の真似事をするのは、わかりやすい非行化の一例です。大人たちは眉をひそめますが、やはり子どもの内面を理解しようという姿勢が必要です。

外見がどんどん派手になっている

親の目には「だらしない」「派手」「みっともない」と映る服装をしたり、髪を染めたり、けばけばしい化粧をしたりする

ぜんぜん勉強しない

学校をさぼってばかり。あるいは学校には通っていても授業態度がいちじるしく悪く、成績が低迷している

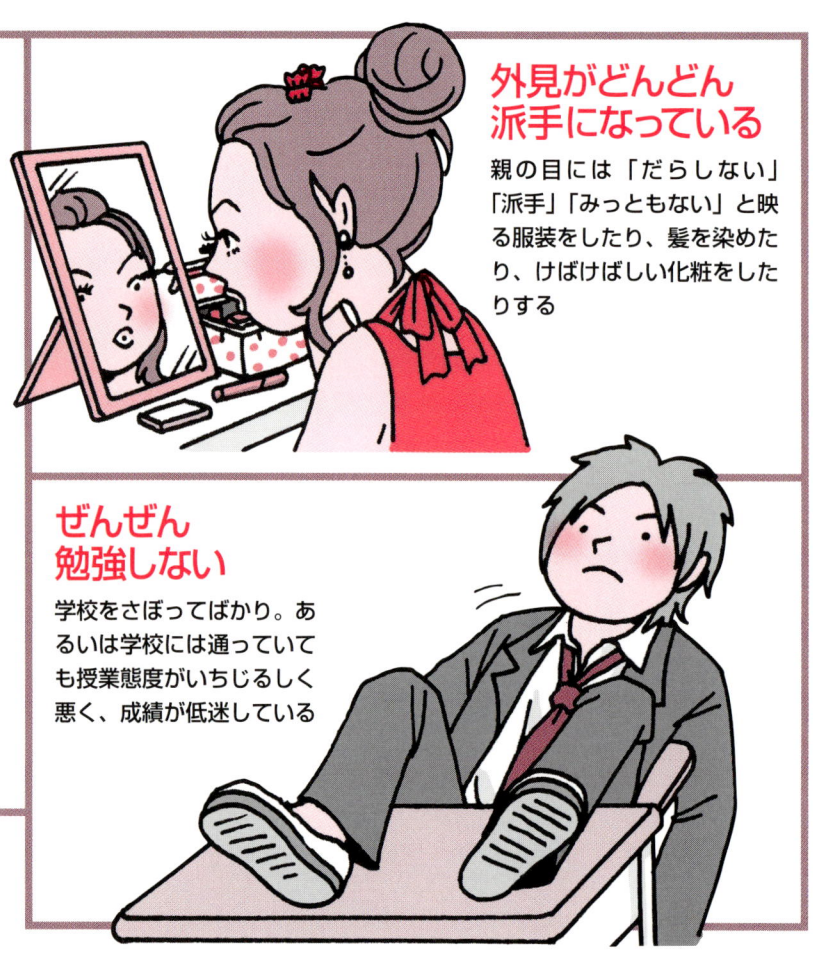

視点の転換

よくある周囲のとらえ方

- ●社会的な常識がわかっていない
- ●親のしつけがなっていない
- ●勉強をしない怠け者
- ●つきあう仲間が悪い
- ●意志が弱く、よくない仲間の誘いにのりやすい

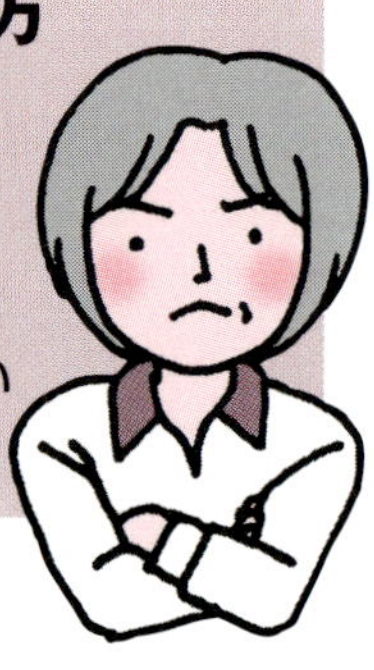

見た目の変化だけで「非行化した」とはいえない

思春期は、多かれ少なかれ自分の容姿や外見についてのこだわりが深まる時期です。時代とともに「かっこよさ」の基準は大きく変わっています。今の時代、いたって普通の子どもたちも、大人の目からみると、いわゆる非行グループに近いということが、おうおうにしてあるものです。

ですから、見た目だけで「非行化した」とは判断しにくいのですが、外見の変化に加え、授業をさぼって集団で遊び歩くなど、行動の変化がみられる場合には、やはり注意が必要です。子どもがなんらかの劣等感をかかえていることが、好ましくない行動に結びつき、エスカレートしていく可能性もあるからです。

飲酒、喫煙している

同じような子どもたちが集まり、未成年には許されないような行動をくり返すため、不良グループ、非行集団とみなされる

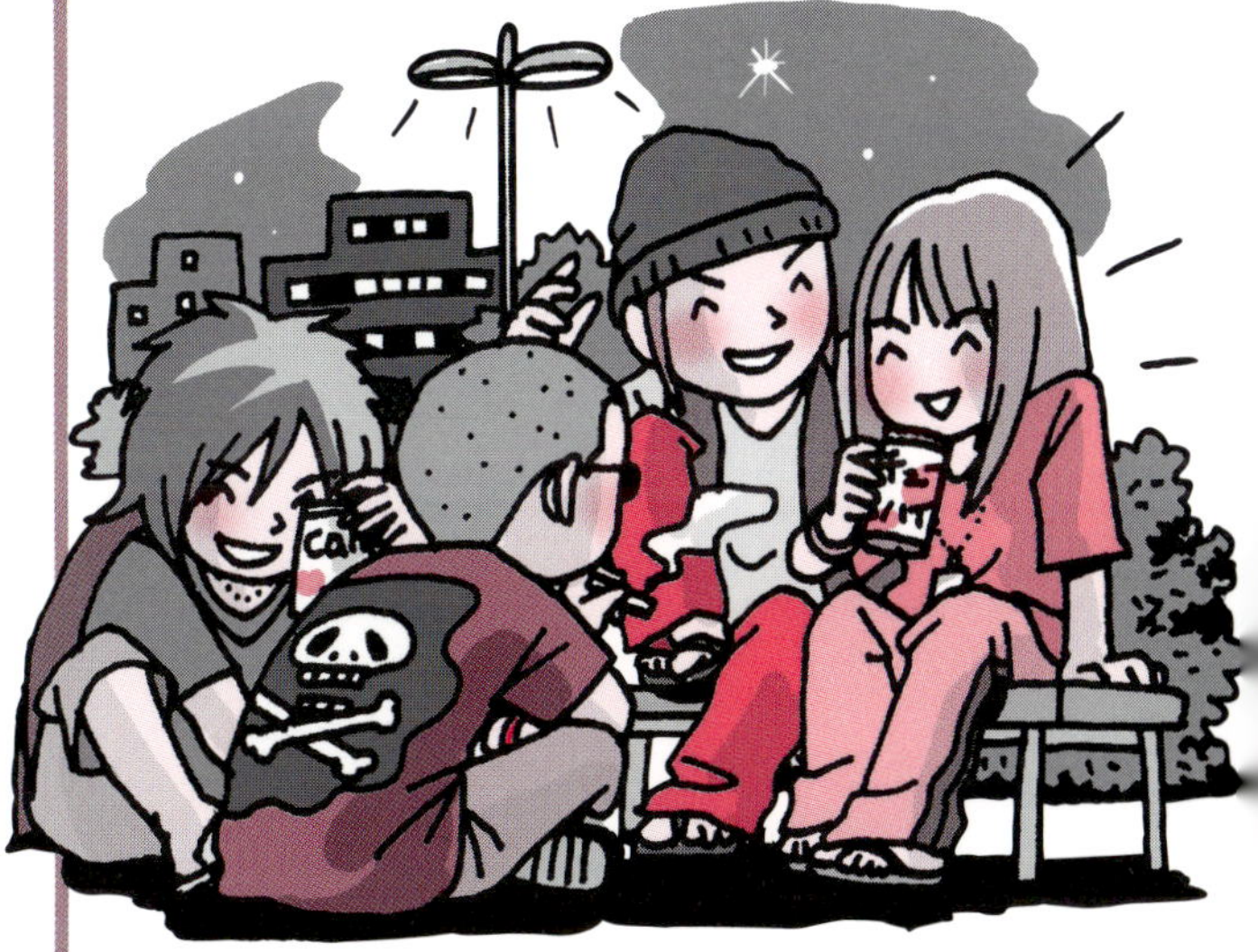

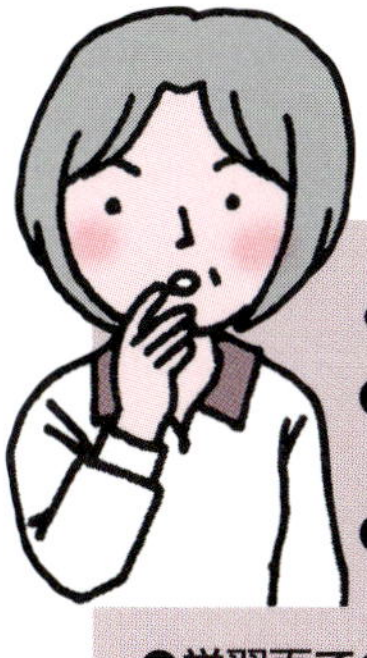

こんなふうに考えてみる

- 外見へのこだわりは、年齢的なもの、時代性ではないか
- 学業成績の悪さに対する劣等感があるのではないか
- 学習面でのつまずきが克服されないまま、無気力につながっているのではないか
- 「自分はもう一人前だ」と思っていたいのではないか

こんなときは

外見の変化がないまま、行動だけが非行化する

見た目はいたって普通なのに、学校をさぼったり、家出をくり返したり、犯罪行為をおかしたりする子もいます。そうした「非行少年らしからぬ非行少年」は、なんらかの発達的な問題をかかえていることがあります（→第3章）。

視点を変える④

性的な逸脱、残忍なものへの興味が強い

思春期の子どもが、異性に興味をもったり、死について思索したりするのは自然なこと。しかし、興味の対象やかかわり方によっては、周囲から「危ない子」とみなされがちです。

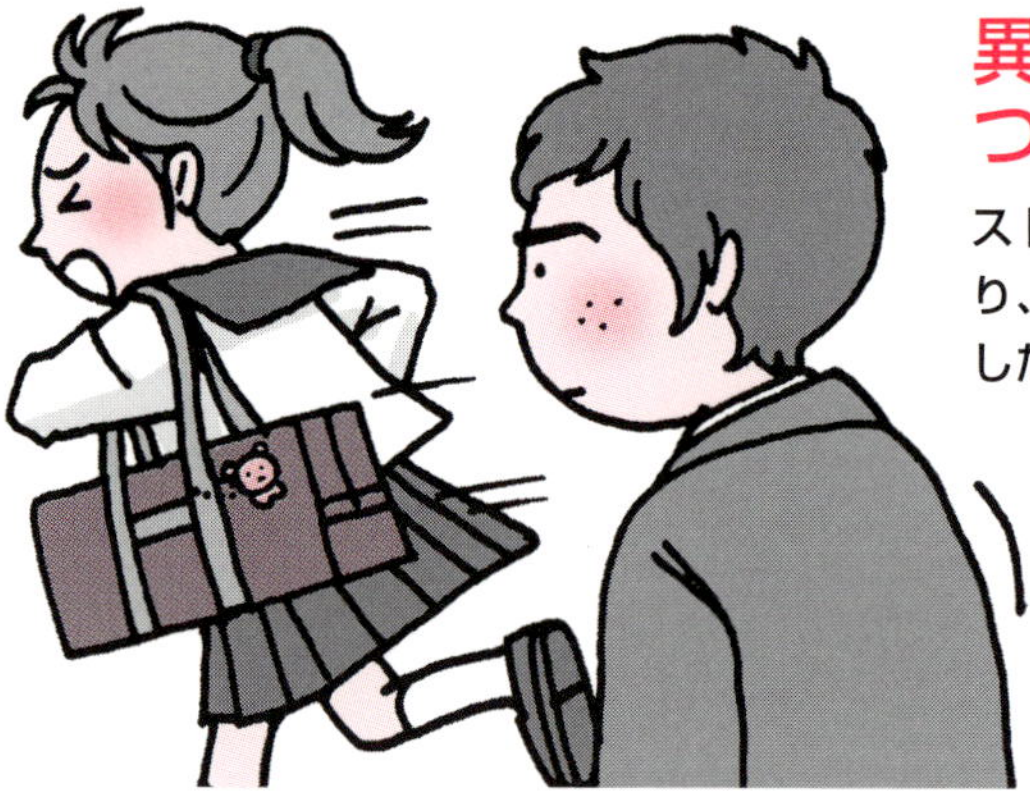

異性にしつこくつきまとう

ストーカー行為に及んだり、わいせつ行為を強要したりする

小動物をいたぶる

死体解剖などに興味をもったり、猫やウサギなど小動物を虐待したりする

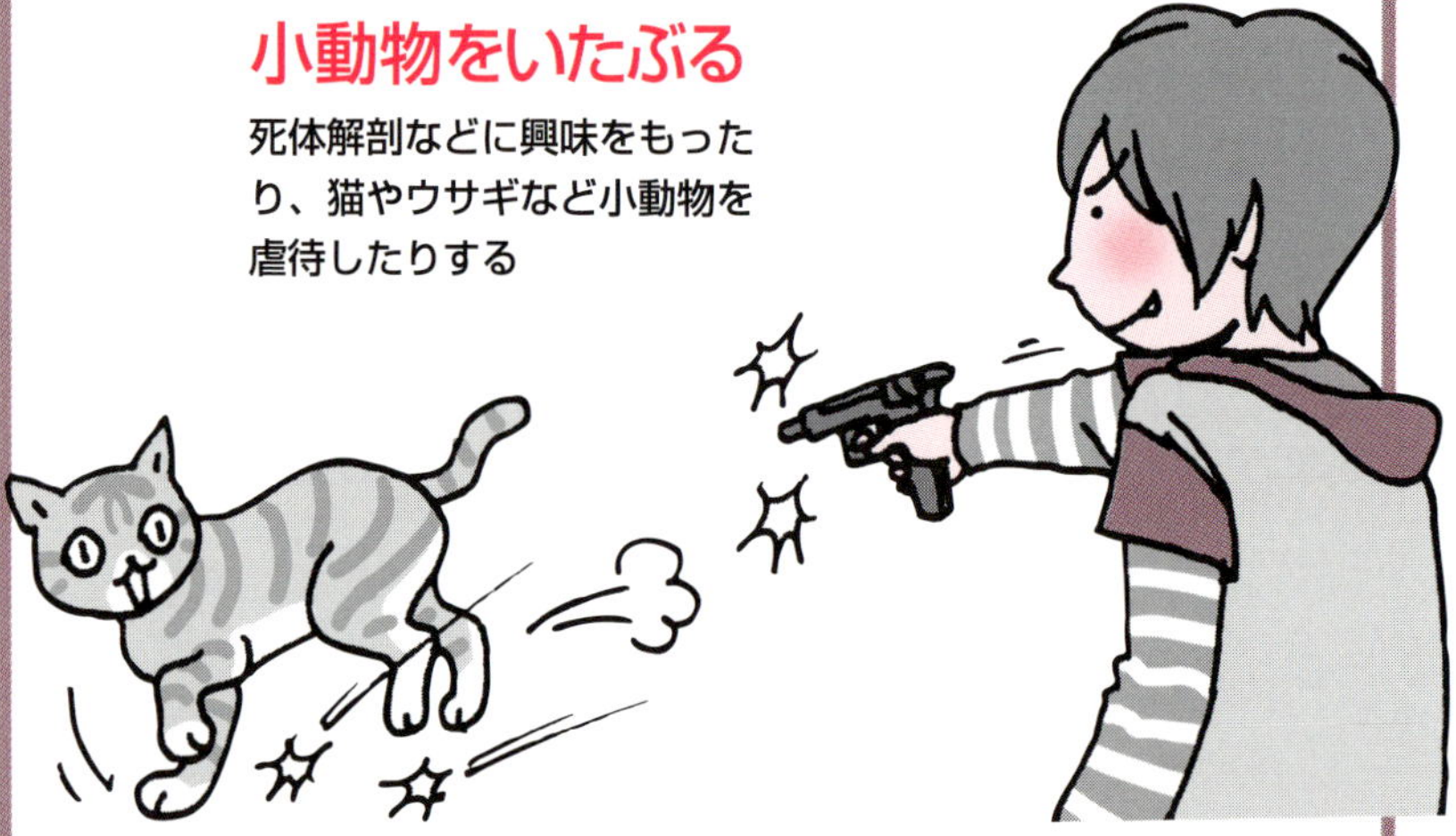

視点の転換

よくある周囲のとらえ方

- 性的嗜好《しこう》にかたよりがある
- 欲求をコントロールする自制心が弱い
- 犯罪者になりかねない危ない子
- 残忍で、不気味。理解できない

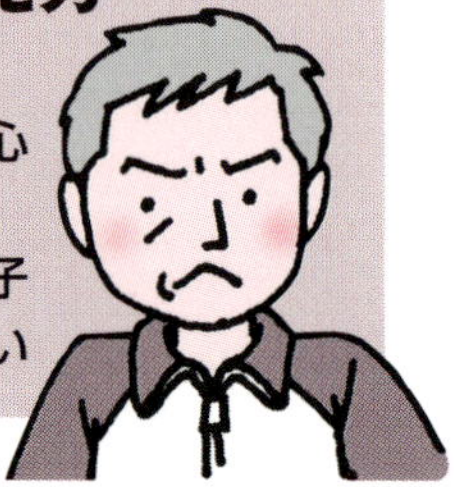

グロテスクなもの、危ないものにのめりこむ

毒薬、武器など危険なものに興味をもったり、暴力的なセックスへの関心が強い

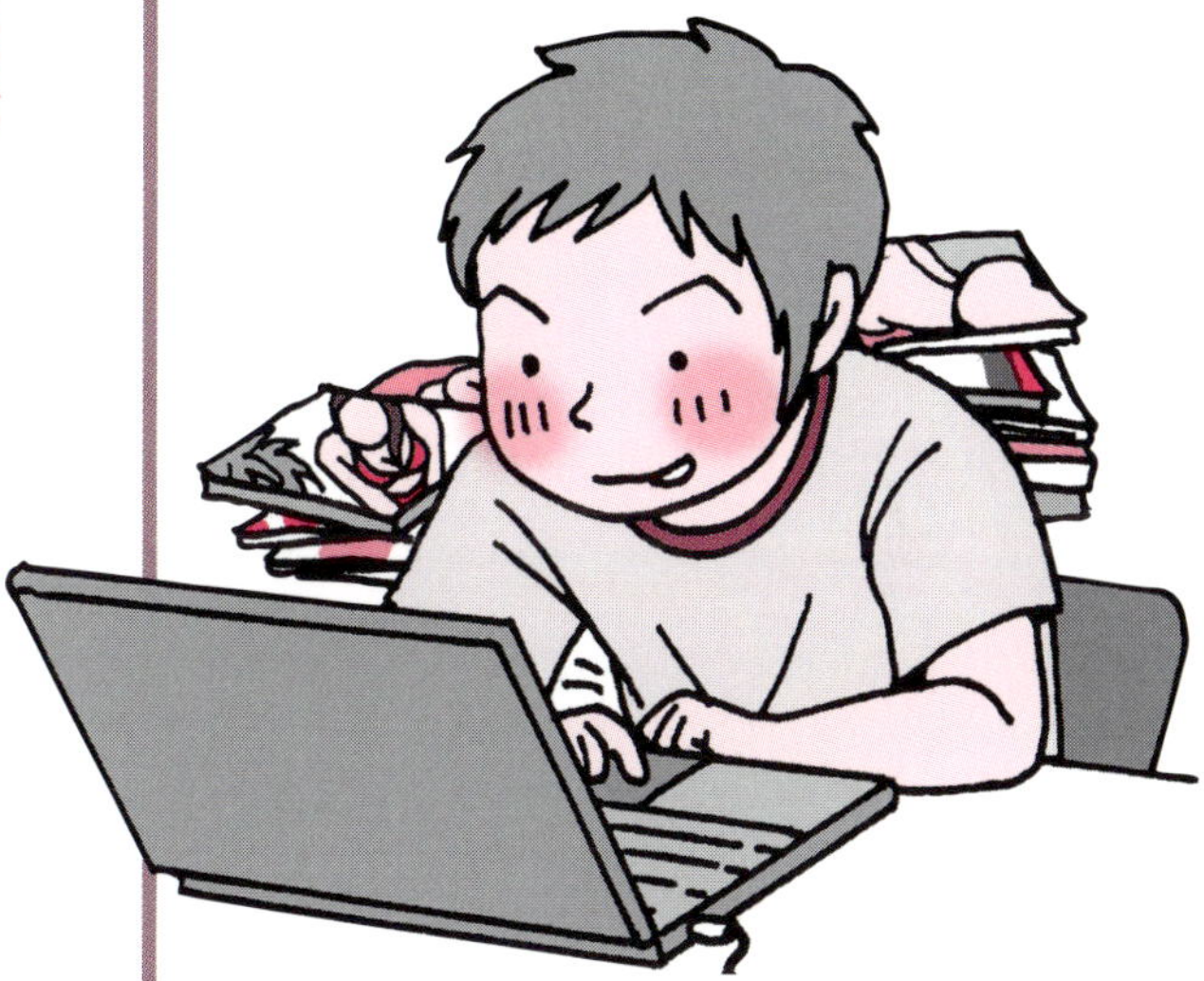

広がりのない生活が不適切な執着を生む

思春期を迎えた子どもが、異性に対して関心をもつようになるのは当然のことです。また、グロテスクなものや危険なもの、性的興奮をあおるものは、人間にとって根源的な興味・関心や欲求に直結する刺激と考えることができます。

とはいえ、そうした関心や欲求をストレートに満たそうとすれば、周囲との摩擦が大きくなってしまいます。人間関係を保つうえでの基本的なルールが理解できていない場合や、相手の気持ちを理解しにくい場合は、自分の欲求のおもむくままに不適切な行動をしてしまいがちです。興味、関心の幅が狭く、広がりのない生活を送っている子は、そうした欲求への執着を強めてしまうと考えられます。

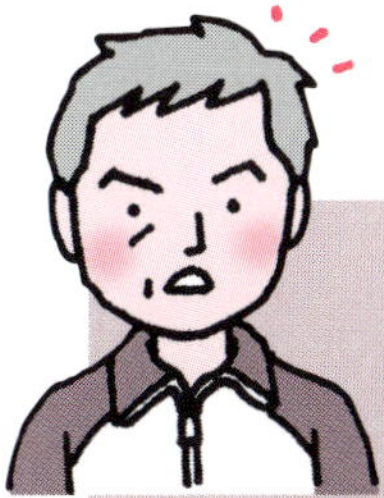

こんなふうに考えてみる

- 相手の気持ちを想像することが苦手なのではないか
- 人間関係の距離のとり方がわかっていないのではないか
- 心の豊かさが低下して、健全な興味・関心のもち方に対して無感動になっているのではないか
- 生きること、死ぬことに対し、感覚的な理解が不十分なのではないか

こんなときは

放火、破壊行為などがみられる

放火や、他人の持ちものを破壊する行為は、「だれかを困らせよう」などという明確な意図がないまま、「うまくいっていない気分」をはらすためにくり返されることが少なくありません。やはり、内面の葛藤をいかに解決していくかが課題になります。

COLUMN

行為障害は男の子に多発する

思春期に発症しやすいが修正もしやすい

　行為障害は、男の子に多発する傾向があります。その傾向は、洋の東西を問いません。こうした性差が生まれる背景には、男性の生物学的な特性が影響を与えると考えられます。

　思春期になると、男の子は性衝動が強くなります。これは、男性の脳にプログラムされている種の保存に関する生物学的な特性です。こうした生物学的な特性は男性の攻撃性の高さにも影響を与えます。

　ところが、人間は社会をつくってしまったため、生物学的特性だけでは社会に適応できません。したがって、思春期を迎えると男の子の脳は、もともと高めにセットされている衝動性を社会的に制御するという、ややこしい課題に直面します。ややこしい課題は、エラーを起こしやすい課題でもあるのです。

　ただし、こうした思春期の壁を乗り越えれば、心身の状態は落ち着いていきます。思春期以降に発症した行為障害は、適切な支えがあれば修正しやすいともいえます。

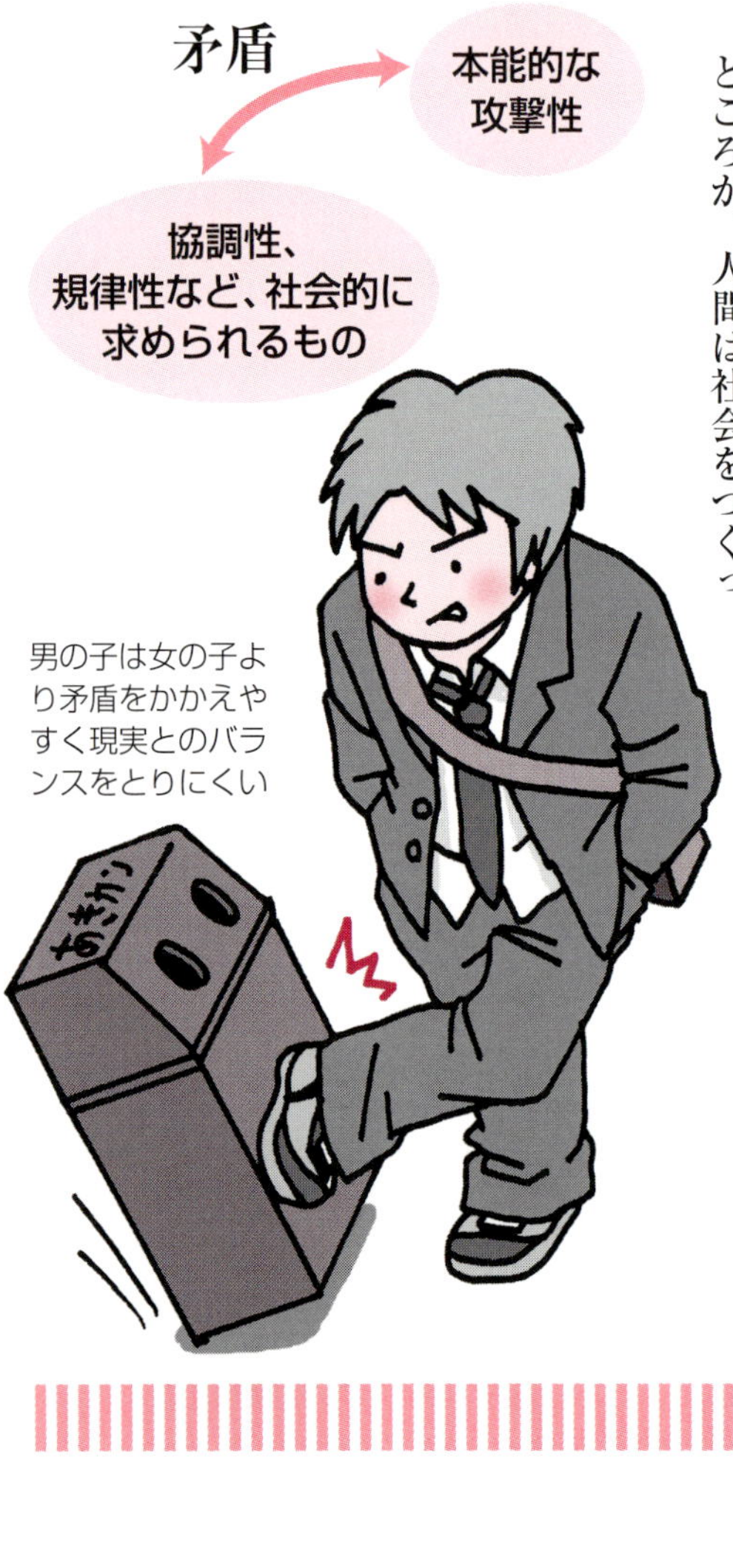
矛盾
本能的な攻撃性
協調性、規律性など、社会的に求められるもの
あきカン

男の子は女の子より矛盾をかかえやすく現実とのバランスをとりにくい

2

行為障害の背景にあるもの

困った行動の多さは、子どもがかかえる心のゆがみの現れといえます。
では、子どもの心をゆがませる要因は？
家庭をはじめとする環境でしょうか？　それとも本人の資質？
ここでは、非行に走る子、行為障害の状態にある子がかかえる
本質的な問題に迫ります。

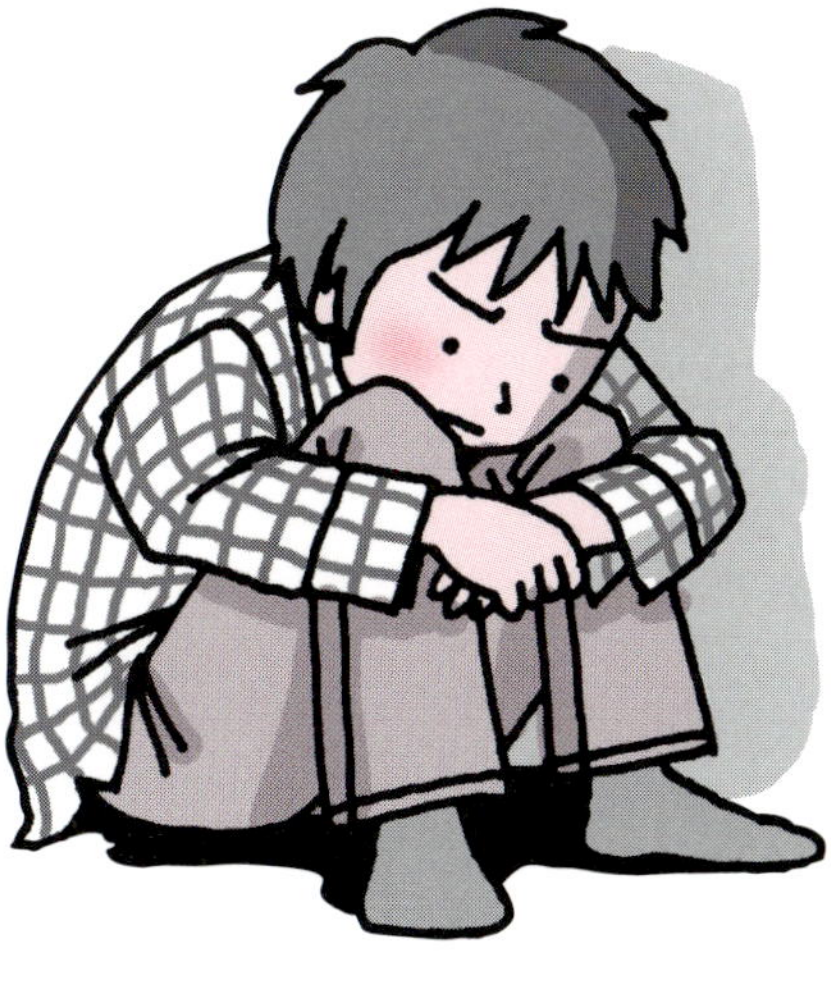

基本的な考え方

子どもの特性と育つ環境が影響しあう

子どもの資質？　親のしつけ？　それとも学校のせい？　行為障害は、ひとつの原因で語ることはできません。子どもの特性と環境との相互作用のなかで生じる問題です。

よくあるとらえ方

非行を重ねる子どもの周囲は、その原因を保護者の養育態度や学校での指導、本人の資質などに求め、「○○が悪い」と結論づけてしまいがち。しかし、それだけでは、なんの前進もありません。

親の子育ての失敗だ

「親の愛情が足りない」「子どもを放っておいたからだ」「甘やかしすぎ」「家庭環境のせいだ」など、子どもが起こす問題は親の問題とみなされがち。親自身、自責の念をいだきがちです。

教師の指導力不足だ

「学校での指導が甘い」「厳しすぎる」「いじめや対立を放っておいた」などと、学校側の対応に原因を求める声も聞かれます。

悪い友だちの影響だ

非行化した友だちに影響されて、「悪いこと」をするようになったのだととらえる人も。

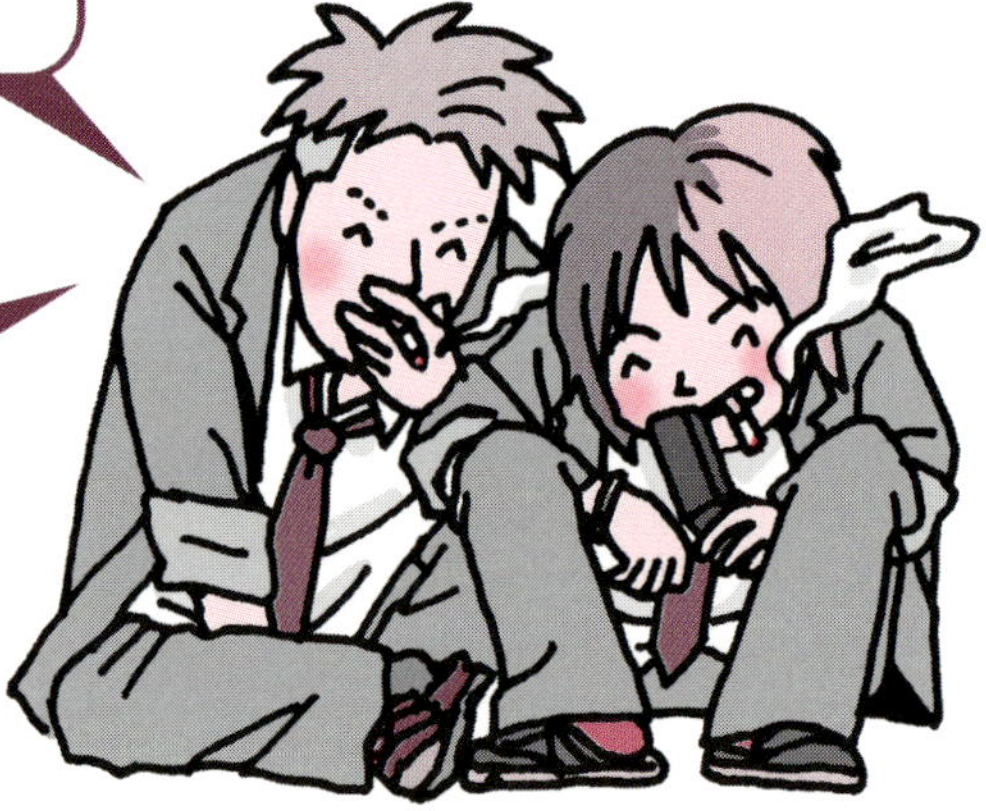

問題行動の原因探しは、責任追及に終わってしまわないようにしたい

本人の資質の問題だ

「流されやすい性格だから」「もともと攻撃的だった」「発達に問題があるのでは？」など、本人の資質が根本の原因だと考える人もいます。

行為障害の原因はひとつではない

行為障害は、子どもの育ちにゆがみが生じていることの現れです。親の放任、虐待など、厳しい環境に置かれている子どもであれば、それこそが、ゆがみの原因だとみなされがちです。

たしかに子どもを取り巻く環境

行為障害はこうして現れる

もともとの子どもの特性と、環境とのかかわりあいのなかで身につけた人格傾向、そして、現在のストレスの大きさ。行為障害は、この3つの関係のなかで現れます。

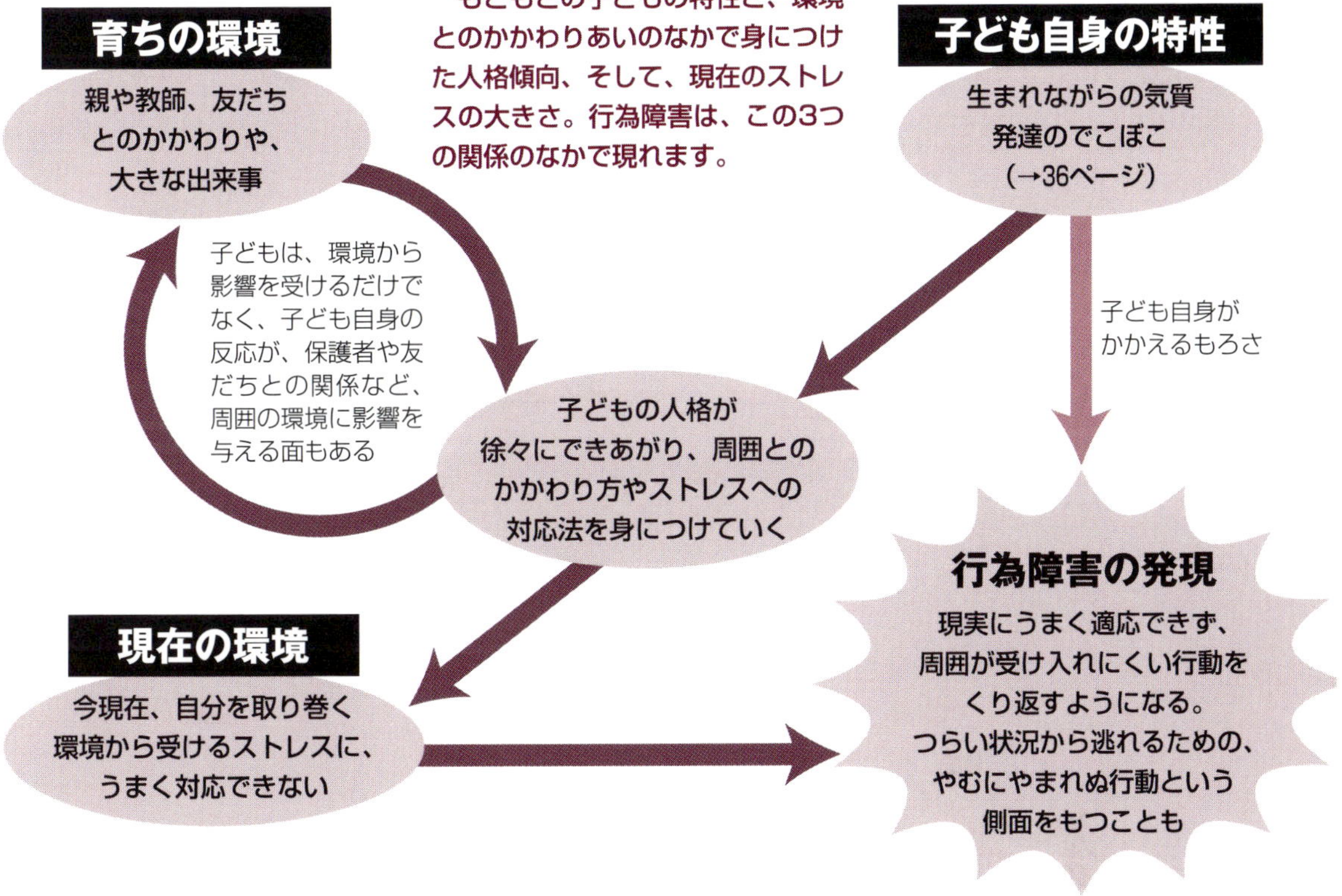
育ちの環境
親や教師、友だちとのかかわりや、大きな出来事
子ども自身の特性
生まれながらの気質
発達のでこぼこ
(→36ページ)
子どもは、環境から影響を受けるだけでなく、子ども自身の反応が、保護者や友だちとの関係など、周囲の環境に影響を与える面もある
子ども自身がかかえるもろさ
子どもの人格が徐々にできあがり、周囲とのかかわり方やストレスへの対応法を身につけていく
現在の環境
今現在、自分を取り巻く環境から受けるストレスに、うまく対応できない
行為障害の発現
現実にうまく適応できず、周囲が受け入れにくい行動をくり返すようになる。
つらい状況から逃れるための、やむにやまれぬ行動という側面をもつことも

が厳しいものであれば、子どもの感情や行動にゆがみが生じやすくなることは否定できません。しかし、どんな逆境にあっても、健やかに成長していく子どももいます。

一方で、一見、恵まれた家庭環境にある子どもが、問題行動を起こすようになることもあります。

行為障害の背景には、さまざまな要因があると考えて対処していかなければならないのです。

低年齢での発症はより注意が必要

行為障害の多くは、ストレスをかかえやすい思春期に発症します(→34ページ)。一方で、幼児期から攻撃性が目立ち、一〇歳になる前から、診断基準にあてはまる行動がみられる子どももいます。こうした小児期から発症する行為障害は、子どもの発達に大きなかたよりがあったり、育ちの環境が厳しい状況にある場合が多く、青年期に発症するものに比べて改善しにくく、より慎重かつ適切なサポートが必要です。

行為障害のプロセス①

「うまくいかない自分」という自己イメージがある

わがままで、好き勝手に行動しているようにみえる行為障害の子どもたちですが、その心のなかには、「どうせ自分なんか……」というゆがんだ思いがあります。

否定され続けることでゆがみが生じる

親や教師から叱られてばかりの子は、自分を肯定的にとらえることがむずかしくなります。「うまくいかない自分」という、マイナスの自己イメージがふくらんでいき、感情や行動にゆがみを生じさせる一因になります。

問題視される言動

自分勝手にみえる行動、
相手のことを考えない言動、
衝動的な行動、
社会的に受け入れられ
にくい言動など

↓

注意・叱責

問題行動を制止するために、
周囲は子どもの言動に対して
注意・叱責を
くり返す

→ 多くの場合 →

改善

やってよいこと、
悪いことを理解し、
自分の行動を改める

↓ 行為障害に発展しやすい子

改められない

改めようと思っても
うまくいかない。
どうすればよいか
わからない

↓↑

さらなる叱責

周囲の目には「わざとやっている」
とうつり、厳しい批判に
さらされる

→

あきらめ

がんばっても、みんなと
同じようにはできないし、周囲に
認められることもないと
感じるようになる

「うまくいかない自分」という自己イメージの形成

強がっていても、自分に対する自信のなさがある

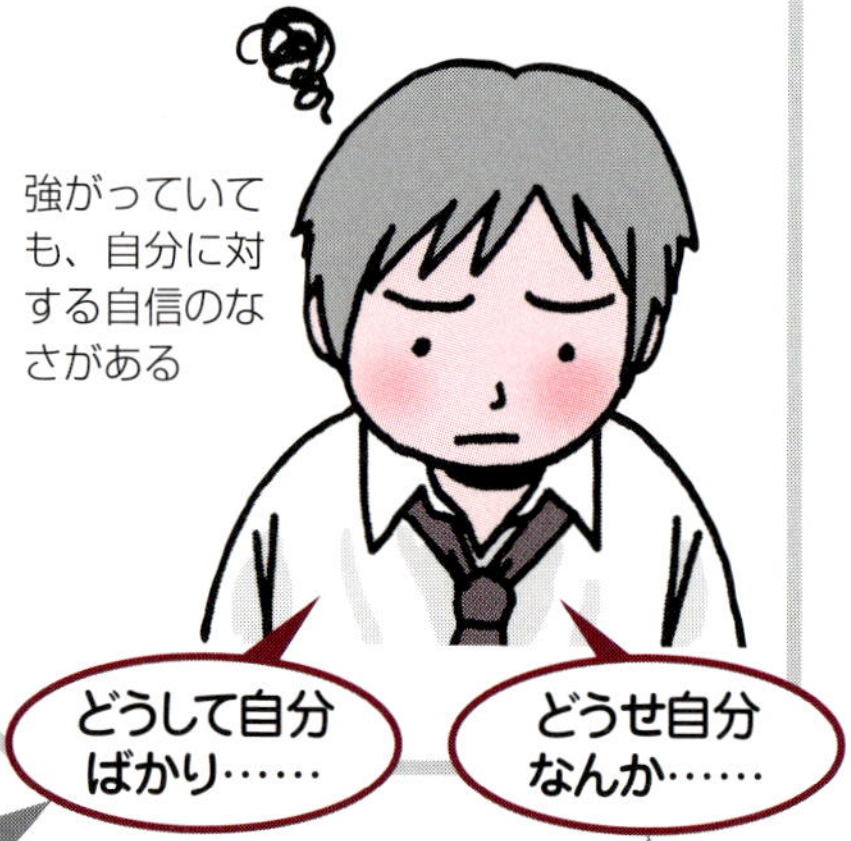
どうして自分ばかり……
どうせ自分なんか……

勉強のつまずきが追い討ちをかける

成績は、教師や友だち、親から評価される大きな尺度。勉強についていけなくなるのをきっかけに、周囲の評価は低下し、本人の心のなかに劣等感が植えつけられることになりがちです。

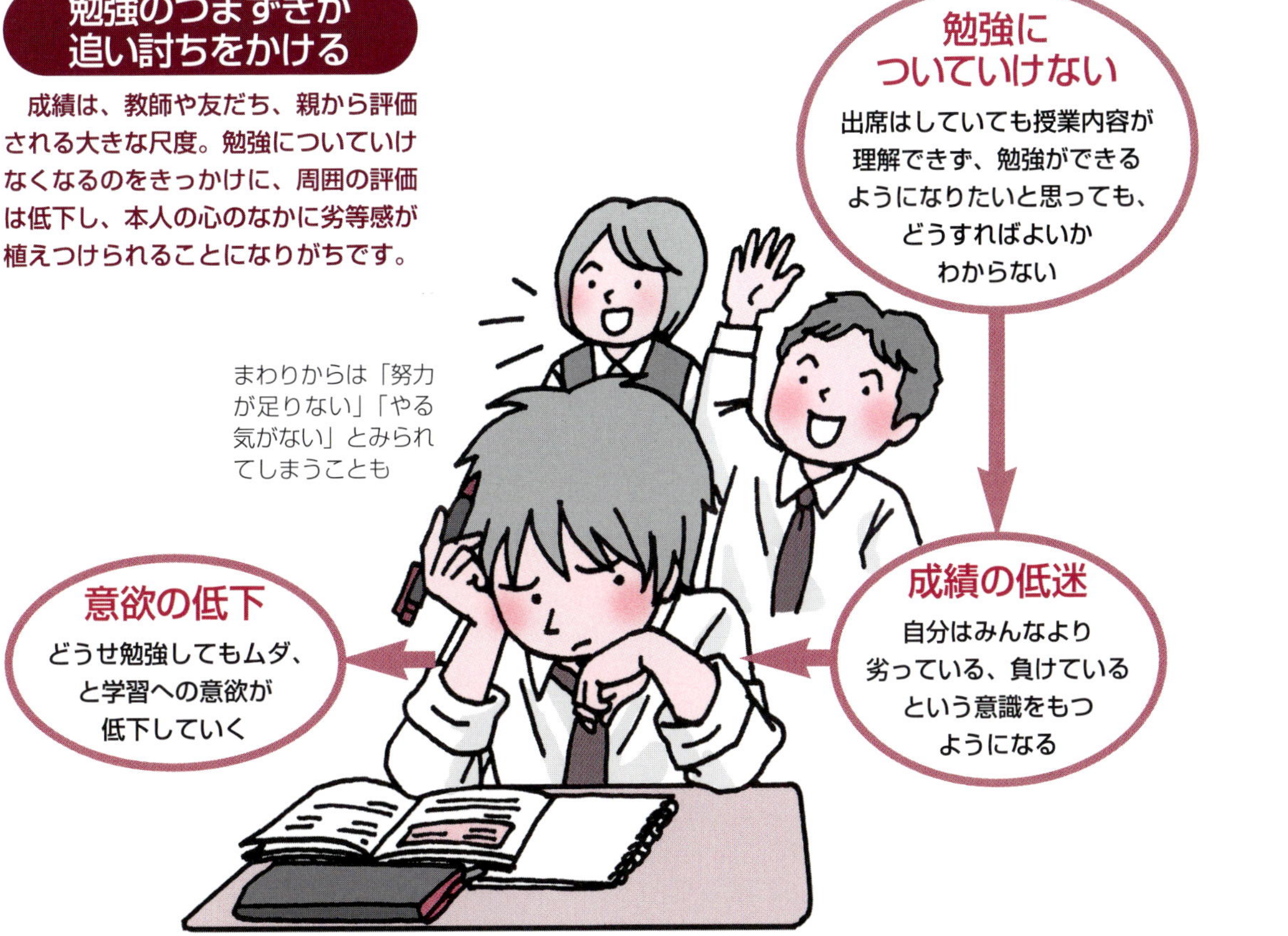
勉強についていけない
出席はしていても授業内容が理解できず、勉強ができるようになりたいと思っても、どうすればよいかわからない
成績の低迷
自分はみんなより劣っている、負けているという意識をもつようになる
意欲の低下
どうせ勉強してもムダ、と学習への意欲が低下していく
まわりからは「努力が足りない」「やる気がない」とみられてしまうことも

心の底にうっ屈した思いがある

行為障害の子どもは、失敗や挫折の経験を積み重ねてきています。なにをやっても認められず、叱られてばかり。自分の存在を肯定的にとらえることができていません。「どうせ、なにをやってもうまくいかない」「がんばっても認められない」といううっ屈した思いが、反社会的な行動への敷居を低くしてしまいがちです。

成績の悪い子ほど非行化しやすい?

成績不振は、学校生活でつまずく大きなきっかけのひとつ。その挫折感が、非行化を後押しする傾向にあることは否めません。

成績を左右する要因として、家庭での勉強習慣の有無が挙げられます。背景に発達障害のひとつであるLD（学習障害）や、軽度の知的障害がある場合でも、適切な支援と家庭での勉強習慣があれば、たいていはカバーできます。

行為障害のプロセス②

「モード切り替えの失敗」が軋轢《あつれき》を生む

状況に応じた「モード切り替え」がうまくできない子は、「反抗的」「まったく反省がない」などと、否定的に受け止められがち。ますます「うまくいかない」状況に陥っていきます。

適切なモード切り替えができずに攻撃行動へ

「悪いこと」を見とがめられ、「これはまずい」と自分で行動を制止するまでに、頭のなかでは自動的なモード切り替えがおこなわれています。このモード切り替えがうまくいかないと、まったく違った反応が現れます。

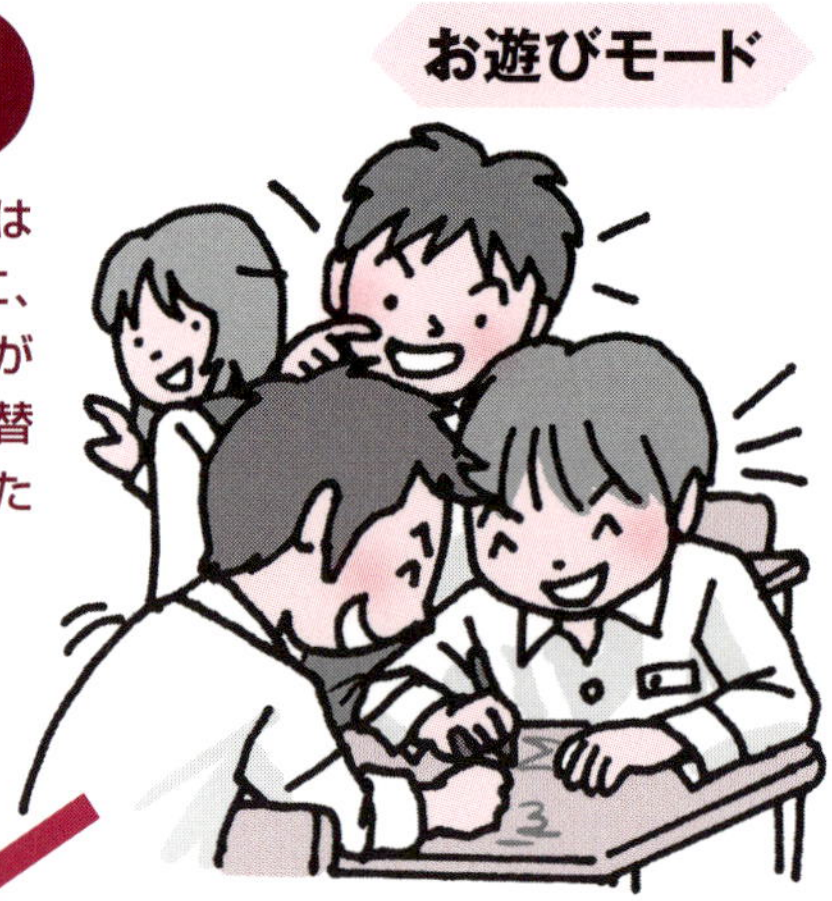

お遊びモード

調子にのって悪ふざけをしている中学生。教室の机の上に落書きして騒いでいる

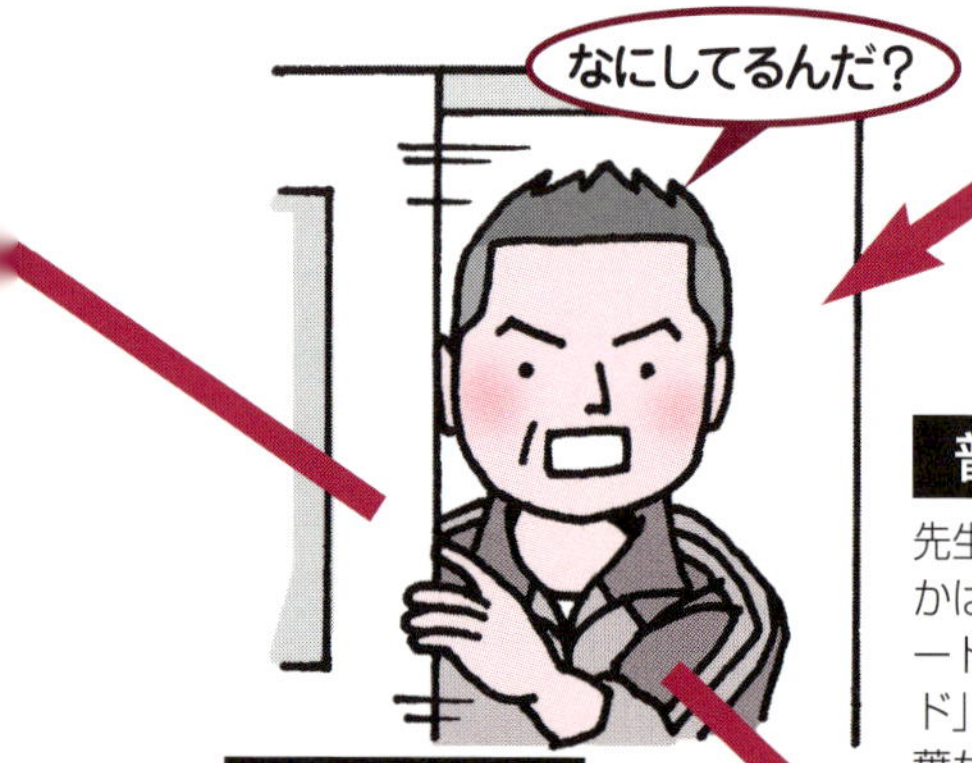

なにしてるんだ？

周囲の反応

好ましくない行動であると判断し、やめさせようとする

普通の子の反応

先生の姿をみて、頭のなかは自動的に「お遊びモード」から「やばいモード」へ。先生の表情や言葉から、さらに「叱られモード」に変換される

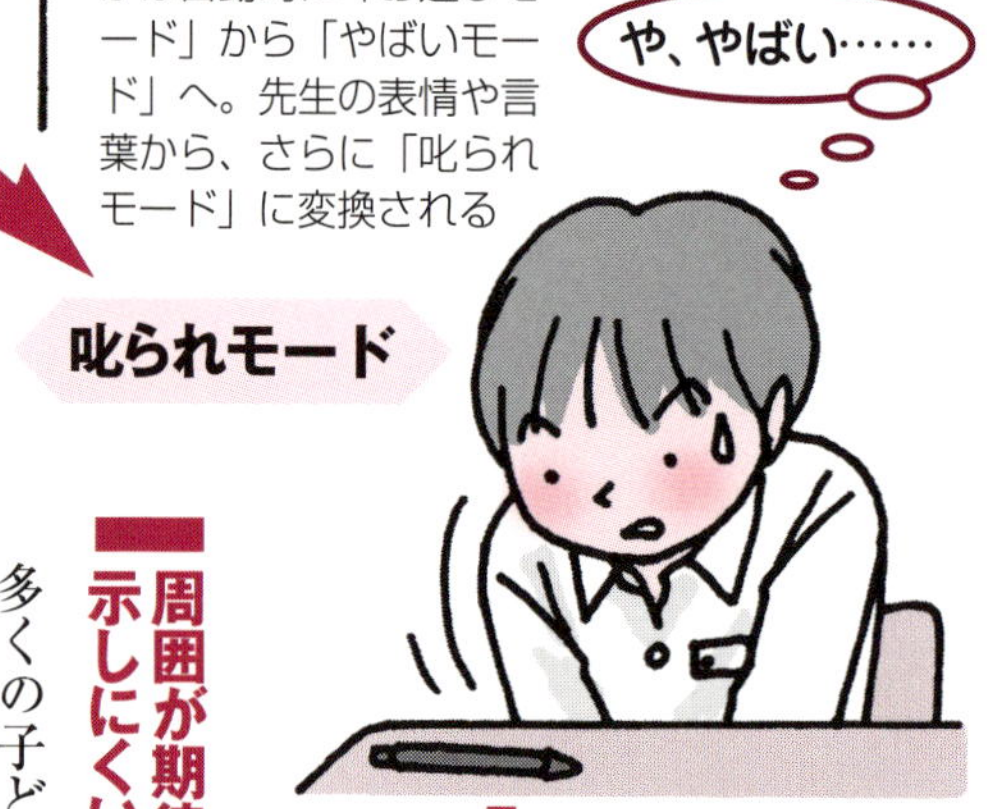

や、やばい……
叱られモード

バツの悪そうな顔つきになり、落書きをやめて自分の席に戻る

強い叱責を受けなくても、好ましくない行動をやめられる

周囲が期待する反応を示しにくい

多くの子どもは、周囲の状況や相手の表情を読み、自分の行動に反映させています。注意されれば、頭のなかで自動的にモード切り替えがおこなわれ、しゅんとした態度に。それをみて、注意する側は態度を軟化させます。

一方、モード切り替えが苦手な

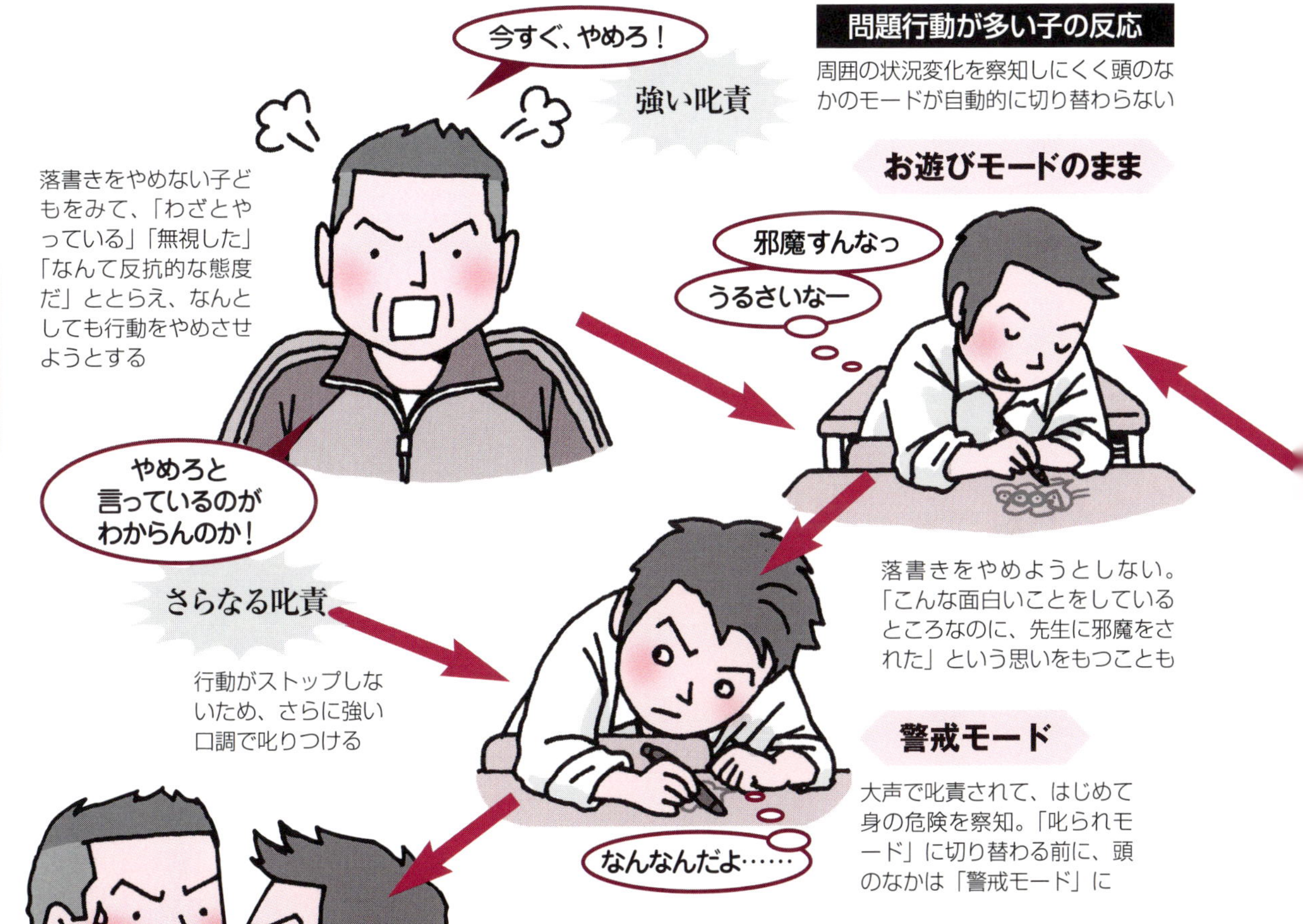
問題行動が多い子の反応
周囲の状況変化を察知しにくく頭のなかのモードが自動的に切り替わらない
今すぐ、やめろ！
強い叱責
落書きをやめない子どもをみて、「わざとやっている」「無視した」「なんて反抗的な態度だ」ととらえ、なんとしても行動をやめさせようとする
お遊びモードのまま
邪魔すんなっ
うるさいなー
やめろと言っているのがわからんのか！
落書きをやめようとしない。「こんな面白いことをしているところなのに、先生に邪魔をされた」という思いをもつことも
さらなる叱責
行動がストップしないため、さらに強い口調で叱りつける
警戒モード
大声で叱責されて、はじめて身の危険を察知。「叱られモード」に切り替わる前に、頭のなかは「警戒モード」に
なんなんだよ……

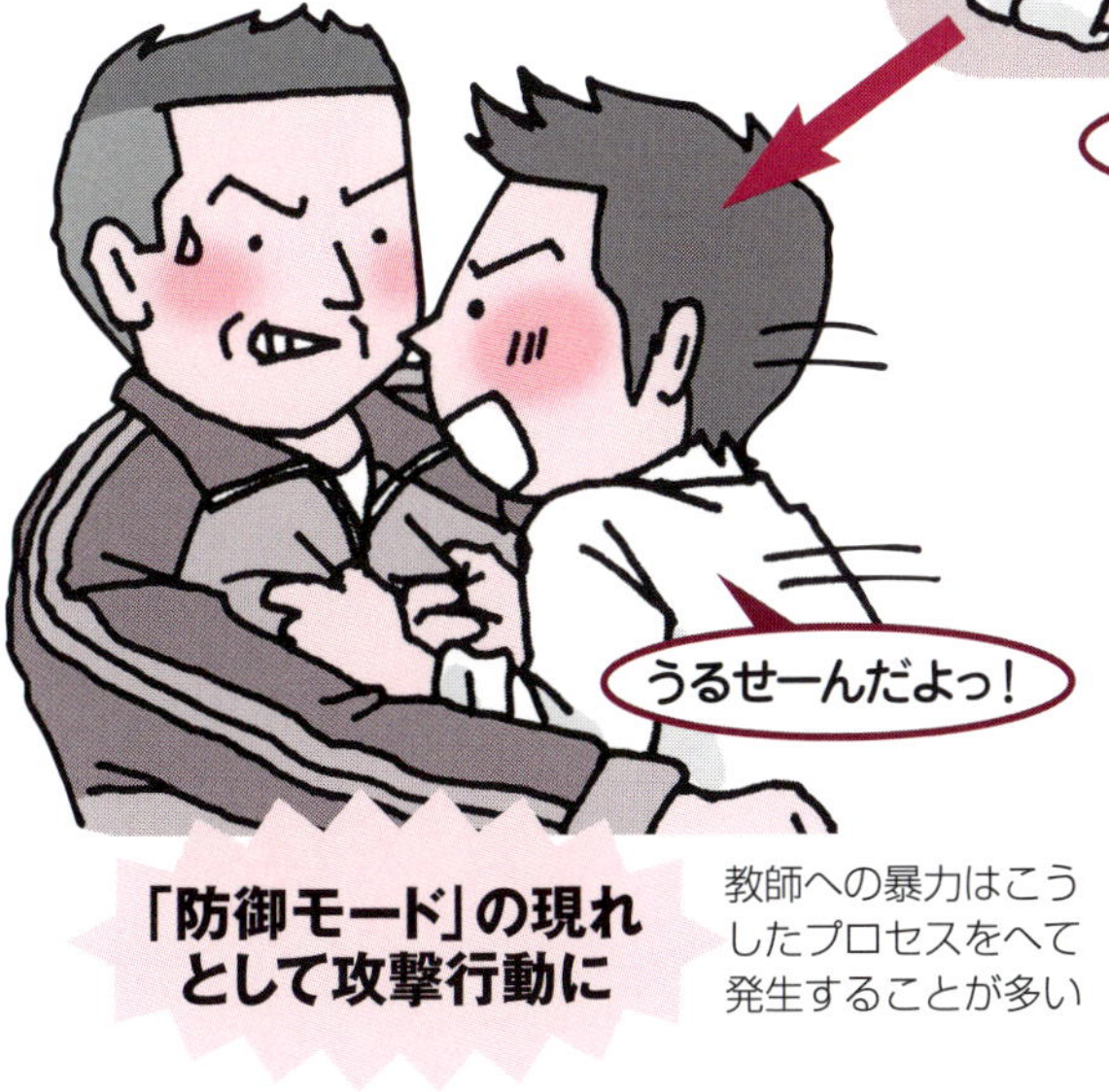
うるせーんだよっ！
「防御モード」の現れとして攻撃行動に
教師への暴力はこうしたプロセスをへて発生することが多い

子どもは、注意されても、いやな気持ちにしかなりません。「なんで、怒られなくちゃならないんだ」と、被害者意識をもつことすらあります。

こうした子どもの反応は、周囲の目には「反抗的な態度」に映り、より厳しい態度で接することになりがちです。相手の反応に子どもは警戒心をいだき、攻撃行動をとってしまうことも。それがまた、周囲との軋轢を深める要因になりやすいのです。

行為障害のプロセス③

見捨てられても大丈夫な自分を演出する

行為障害のなかでも、学校をさぼり、夜遊びをくり返すような子どもは、比較的早く落ち着くこともあります。「早く一人前になりたい」という思いが強いからです。

「うまくいかない自分」を払拭する行動に

「うまくいかない」という思いをかかえた子どもは、同年代の友だちがしていないことをすることで、自分の劣等感を補い、心のバランスをとろうとする場合が少なくありません。

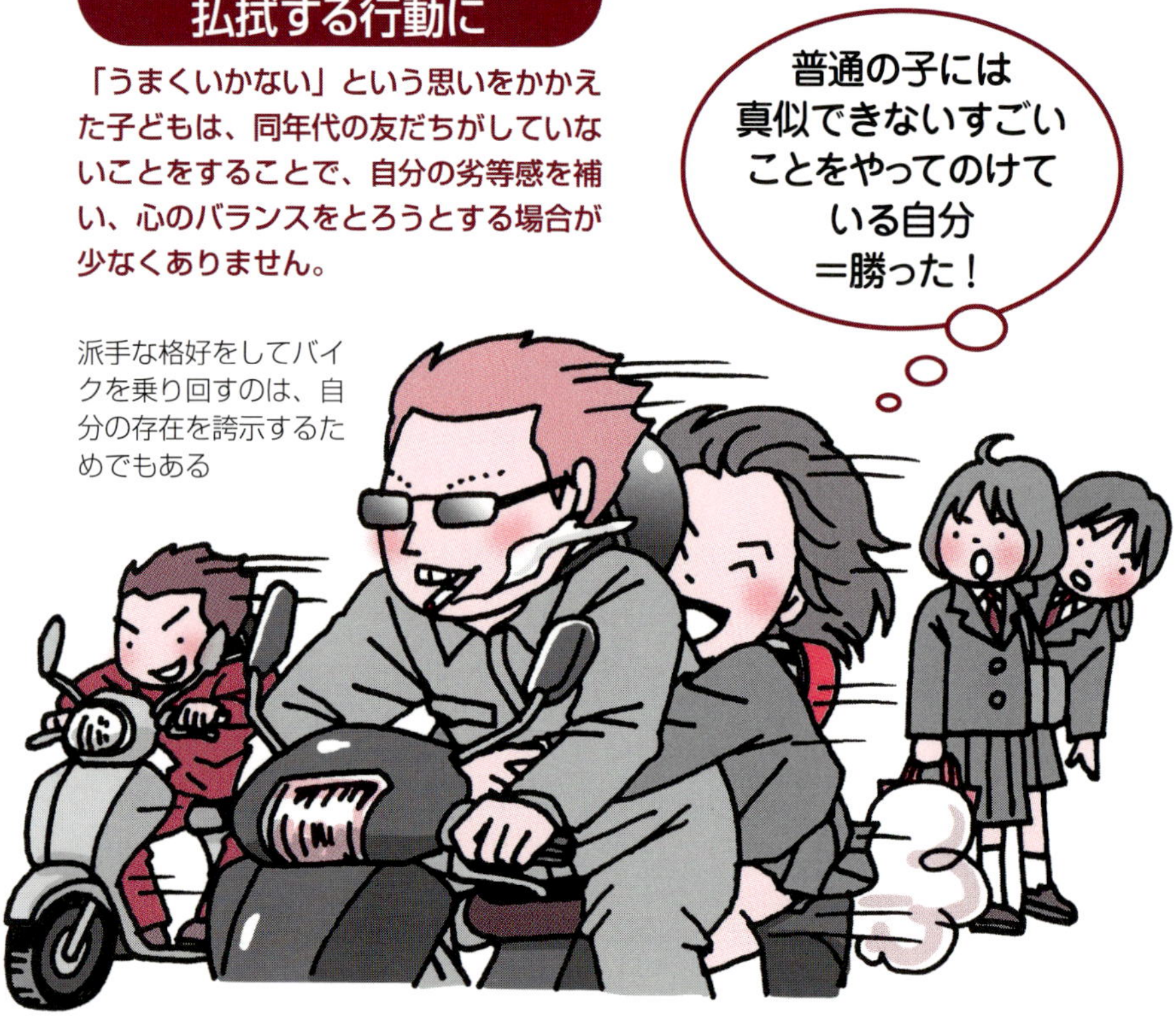

普通の子には真似できないすごいことをやってのけている自分＝勝った！

派手な格好をしてバイクを乗り回すのは、自分の存在を誇示するためでもある

選択されやすい「すごいこと」

- 飲酒
- 喫煙
- セックス
- 薬物
- 乗りもので暴走
- 派手な装い

手軽にできるのは、大人の真似事。なかには常識に反する行為や、法に触れるような行為をする子どもも

「早く一人前になりたい」という意識が強い

学校という集団の場でうまくいかず、劣等感をいだいている子は、学校以外で自分が認められる場を求めようとします。「周囲を見返したい」という思いから、同年齢の子どもが体験していないことをあえておこない、自分の優位性を感じようとします。

そうした行動は、当然周囲の批判をまねくことに。本人も「このままでは見捨てられてしまう」という不安はあります。だからこそ、「親に頼れない自分」を「見捨てられても、やっていける自分」に切り替えるために、「早く一人前になりたい」と強く意識するのです。

「悪いこと」とわかっている

非行をくり返す子どものほとんどは、社会的に受け入れがたい行為であるとわかっています。彼らにとっては、「悪いこと」をあえてできる自分を、周囲に示すことに意味があるのです。

非難されるのは承知のうえ

「自分を理解してくれない」「認めてくれない」という気持ちが強い子どもたち。「こんなことができる自分はすごい」と感じるために、あえて常識からはずれた言動をとる

無自覚な場合も

年齢にふさわしい社会常識やルールを身につけていない場合もある

親に見捨てられるかもしれない、社会に受け入れられないかもしれないという不安もある

発想の転換

自分は、自分の力だけでやっていける

「見捨てられても大丈夫」「自力でやっていけることを示せば、評価される」という複雑な思いがある

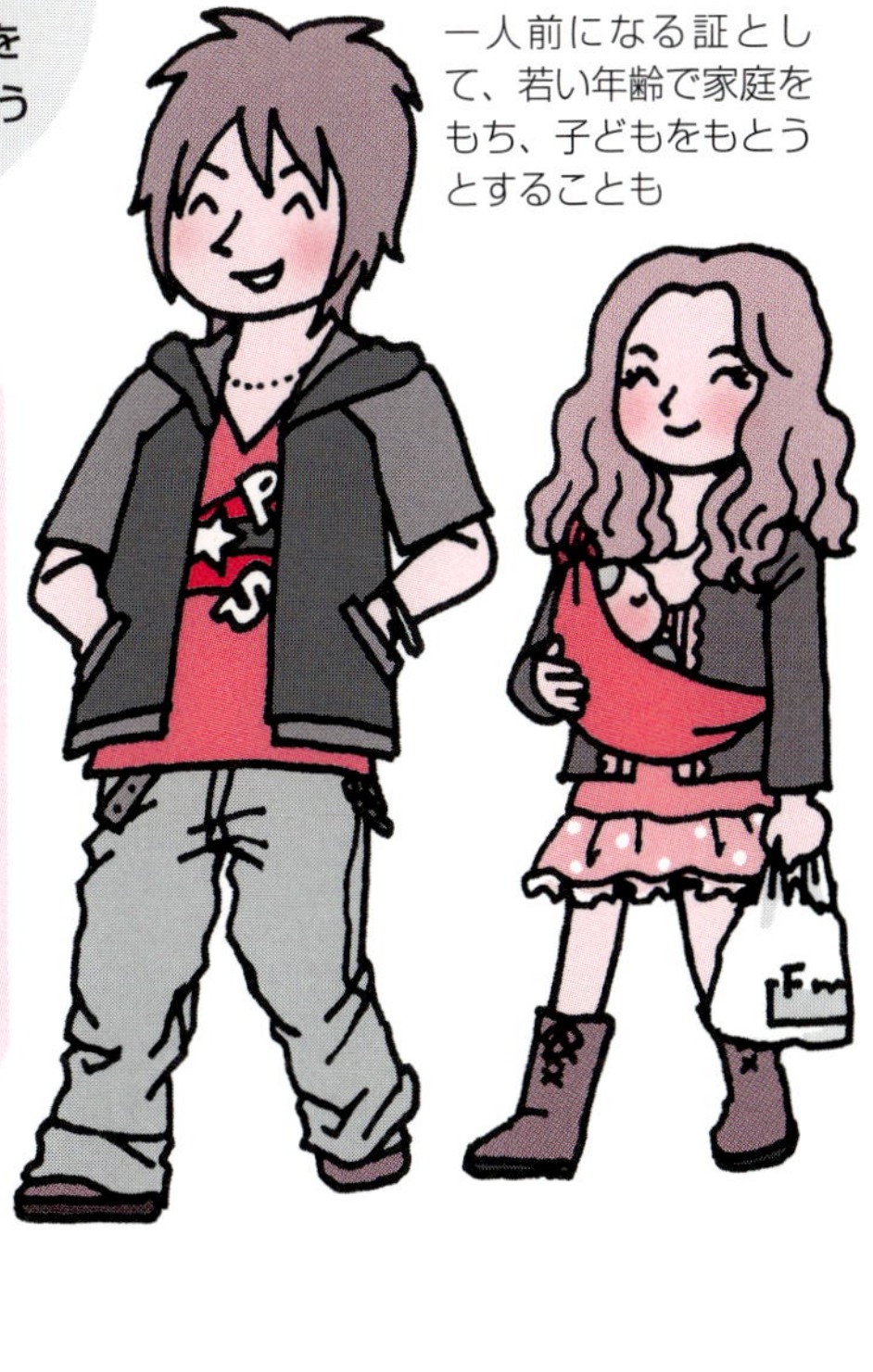

一人前になる証として、若い年齢で家庭をもち、子どもをもとうとすることも

「壁」はまたくる

一足先に社会に出て働いたり、結婚したりする一〇代の若者は、同年代の友だちに比べて、心理的にも収入の面でも一時的には優位に立ちます。

しかし、同年代が社会で活躍をはじめる三〇歳くらいになると、収入や社会の評価などが逆転。再び「壁」に直面し、うまくいかない自分に悩む傾向があります。

育ちのニーズ①

子どもは段階をふみながら自立していく

子どもは心身ともに大きな変化を遂げながら育つ存在。乳児期から幼児期、学童期、思春期へと、その時期に直面する課題をクリアしながら、自立のために必要な力をつけていきます。

子どもの発達段階による課題と起こりやすい問題

子どもは段階をふみながら発達していきます。その時期によってクリアすべき課題は異なり、同時に起こりやすい問題や必要な支援も変化していきます。

成長に伴って子どものニーズは変化していく

保護者に依存した状態の乳児から、自立した大人へと成長していくなかで、子どもは大きな変化を遂げます。その変化は、いくつかの発達段階に区切ってとらえることができます。

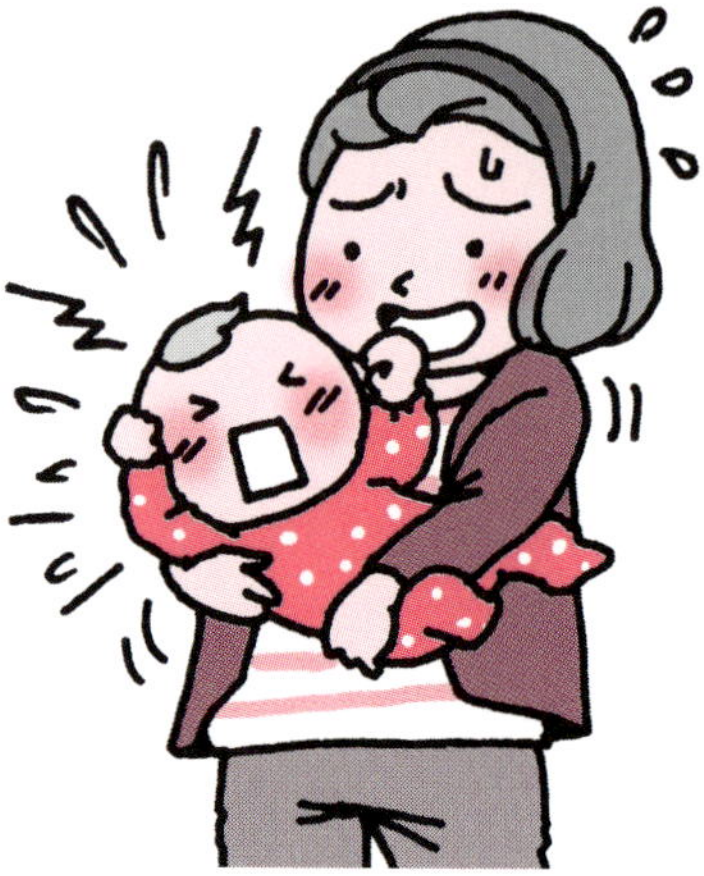

乳幼児期の子どもの育てやすさ・育てにくさは、子どもの生来的な素因も大きく影響する

乳児期

親に保護され、安心と安全を与えられることで、人間関係の基礎となる基本的な信頼感を獲得していく

▼

親との愛着関係がうまく結べないと、その後の人間関係にも影響する

幼児期

自分という存在を意識しはじめ、親に反抗したり、自己主張をはじめたりする

▼

発達障害がある場合、この時期に親は育てにくさを感じるようになることが多い

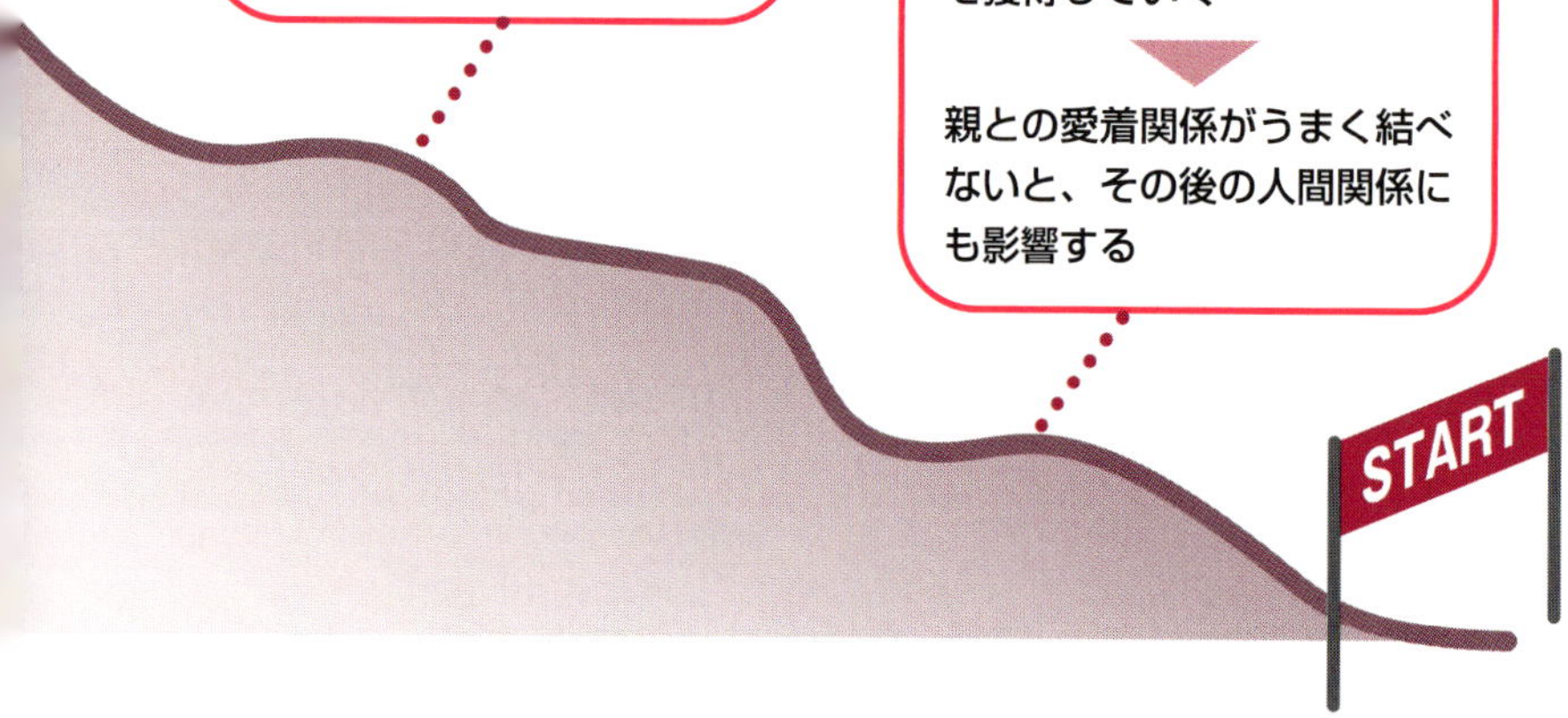

心身ともに大きく成長していく子どもに対し、適切な接し方や支援のあり方は、発達段階によって大きく異なります。

　こうした子どもの発達段階をよく理解し、その段階で必要な支援をすることが、子どもの育つ力を引き出すことにつながります。逆に、各発達段階で達成されるべき課題につまずきが生じると、子どもの育ちにゆがみが生じてしまうことになるのです。

GOAL

「自分はこういう人間である」というアイデンティティを確立。行動や思考のパターンが一定の傾向をもつようになり、パーソナリティを形成する

学童期

学校での集団活動が本格化し、教師や友だちとの交流のなかで、集団のルールを覚えていく

▼

義務や競争が増え、子どもはストレスをかかえやすくなる

前思春期

自立への模索をはじめる第一歩。本格的な親離れをはじめる一方で、「ギャング」といわれるような友だち集団との関係を深める

▼

親の手を離れたいという気持ちと、見放されたくないという気持ちがせめぎあう。仲間集団にうまく入れず、攻撃的な行動に結びつくことも

思春期前期

友だちとの関係がより重要になり、親の影響力は相対的に低下。「自分のことは自分で決めたい」という思いが強まるが、自立することへの不安もある

▼

非行集団を形成することがある一方で、友だちとの関係でつまずき、孤立してしまうことも。周囲の反応に過敏になり、周囲を困らせる行動が目立つようになる場合もある

思春期後期

自意識が高まり、他者と比べながら、自分とはなにか、社会のなかでどういう存在であるかを強く意識するようになる。自分探し・自分づくりが本格的に進む時期

▼

自己愛が高まり、対人関係での攻撃性が目立つようになることも。人間関係のつまずきで被害者意識や怒り、孤立感が高まり、反社会的な行動を示すことも

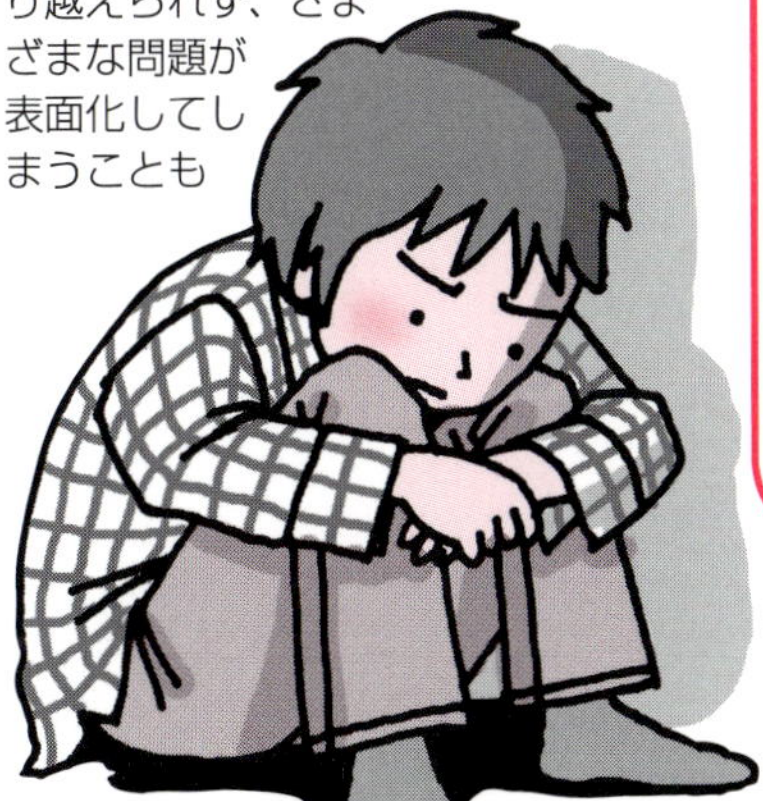

発達の過程で思春期は大きな山場。支援がないとうまく乗り越えられず、さまざまな問題が表面化してしまうことも

育ちのニーズ②

思春期は問題をかかえやすい時期

思春期は、身体的にも精神的にも、子どもから大人へと大きく変化する時期。急速に自意識が高まるなかで、現実と理想のギャップに悩み、さまざまな問題が生じやすくなります。

思春期に生じる大きな変化

男の子は男性らしく、女の子は女性らしく、大人の体へと変化します。同時に、自意識が高まり、自分とはなにか、自立への模索をはじめます。

体の変化

性ホルモンの分泌により、男の子は精通を経験、女の子は初潮を迎え、女性らしい体に変化していきます。異性への関心も高まっていきます。

心の変化

他人の存在と比べながら、自分の存在を強く意識し、「自分とはなにか」というアイデンティティの確立を試みようとします。現実と理想のギャップに悩むこともあります。

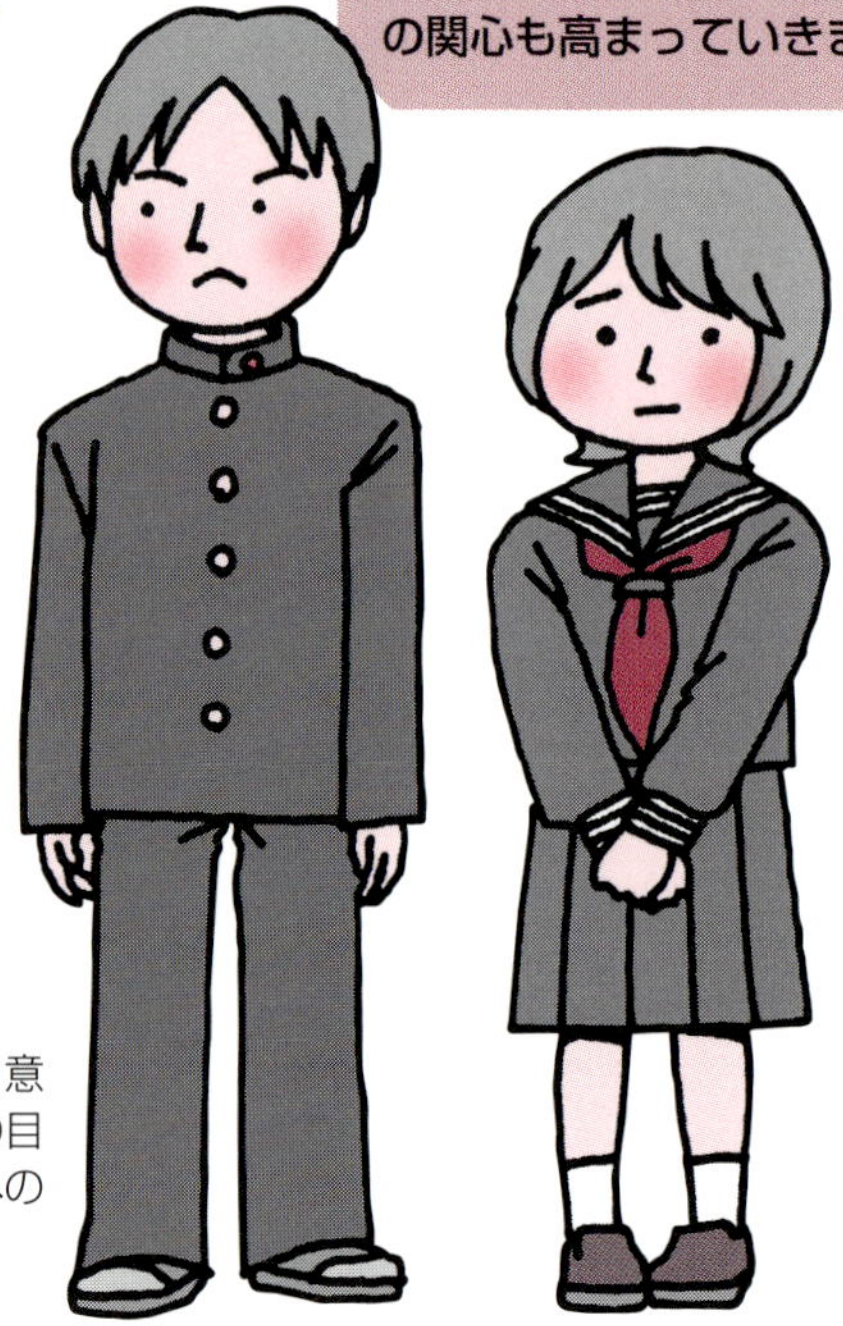

思春期は過剰なほど自意識が高まる時期。人の目を強く意識し、容姿へのこだわりも強くなる

複雑化する人間関係に傷つくことも増える

思春期の子どもは、友だちとの交流を通して、相手との距離感をつかんだり、相手への共感や暗黙の了解、その場の空気を読むことなどを覚えたりしながら、対人関係のスキルを身につけていきます。

その過程では、相手の言動に傷ついたり逆に相手を傷つけたりといったトラブルが多発しがちです。多くの場合、これらのトラブルから一つひとつ学びながら成長していきますが、対人関係が苦手な子にとっては、複雑化する人間関係への対応は容易ではありません。友だちとの関係づくりに失敗し、挫折感や孤立感、被害者意識などをもつようになることがあります。

友だちとの関係が大きくなっていく

親離れが進む思春期は、友だちの存在が大きくなります。思春期の子どもにとって、友だちとの関係は、生活のすべてにかかわるような重要な問題です。

友だち

同じ集団のなかでも、自分との距離感によって、ごく親しい友だち、あいさつをかわす程度の顔見知り、赤の他人という、3つのグループに分かれるのが一般的

関係づくりの失敗

- 友だちとの距離感がつかめず、やみくもに接近していやがられたり、逆によそよそしい態度で、友だちの接近を阻んでしまったりする
- そこつなふるまいが多く、友だちにバカにされてしまう

困った行動

攻撃性を高めたり、好ましくない言動をくり返したりするようになる

非行

反社会的行動

集団で遊び歩いたり、けんか、万引きなどの反社会的行動をくり返したりするようになる

自分

だれでも仲間を求める気持ちをもっている

非行グループとして結束

仲間づくりに失敗した子どもは、学校や地域に存在する非行集団に誘われると、そこに居場所を見出し、結びつきを強めていくことも

対応をむずかしくする発達のでこぼこ

だれにでも得意、不得意があるように、子どもの発達にも個人差があります。ただ、特定の領域の発達に大きなかたよりがあると、周囲から誤解を受けやすくなってしまいます。

誤解されやすい発達のでこぼこ

学校など、集団生活の場では、次のような領域の発達に遅れがあると、周囲に誤解され、適応がむずかしくなってしまうおそれがあります。

子どもの発達のイメージ

子どもの発達は、身体的な成長にとどまらず、運動面、言語面、ものごとをどうとらえるかという認知面、感情のコントロールなどの情緒面など、多面的。成長とともに、全方位的に能力を伸ばしていきます。

注意力・行動のコントロール

必要なことに注意を向け、状況にふさわしい行動をとれるようになる力

学習・運動の基礎的な能力

文字を読む、書く、計算するなど学習の基本的な能力や、体を動かす能力

社会性

言葉や、表情や態度などの非言語的なコミュニケーションを通じて人の気持ちを想像し、人と上手につきあう力。社会のルールの習得

発達のかたより

ある面での発達にいちじるしい遅れがあると、社会的な適応に支障をきたします。この場合は「発達障害」として、適切な支援が必要になってきます。

定型発達

だれにでも得意、不得意があるように、発達のしかたは一律ではなく、多少のでこぼこはありますが、おおむね年齢相応の発達を遂げている状態です。

周囲の誤解に基づく対応がゆがみを増幅させる

発達にでこぼこがあることを理解しないと、子どもを追い詰め、やがて感情や行動にゆがみを生じさせることになります。

「普通」からはみ出た行動

- 衝動的に行動してしまう
- 集中力が続かない
- 失礼なことを平気で言ってしまう
- 勉強の得意・不得意の差が激しい　など

周囲の誤解

- わがままだ
- わざとやっている
- がまんが足りない
- やる気がない
- もっと厳しくしつけなければ

批判され続けることで増幅するゆがみ

周囲が期待するのは「普通」のふるまい。その枠からはみ出た言動は批判の的になり、注意・叱責がくり返されがち

自己イメージの低下　被害者意識の形成

自分だけでは解決できないことへの批判がくり返されるうちに、「自分はなにをやってもダメ」「自分ばかり目のかたきにされている」などという、ゆがんだ感情をもつようになる

だれでも多かれ少なかれ「でこぼこ」はある

子どもの発達に、多少の「でこぼこ」があるのは当たり前のことです。定型発達といわれる子どもたちでも、ある程度の個人差はあるのが普通です。ある面では年齢相応、あるいは年齢以上の発達を遂げているのに、ある面の発達は今ひとつ、ということはめずらしくありません。

しかし、この差がいちじるしく大きい場合は、発達障害である可能性があります。

「普通の感覚」で接することでゆがんでしまう子も

しかし、子どもの「でこぼこ」を考慮せず、すべての子に定型発達のモデルを期待すると、現実の子ども像との間にギャップが生じます。それが子どもを非難するなどの不適切な対応となり、子どもは自分では解決できない問題をかかえたまま、追い詰められていくのです。

保護者がゆとりをもてず孤立している

子どもが周囲とのかかわりのなかで「うまくいかない自分」を形成していくように、多くの保護者も人生や家庭生活で「うまくいかなさ」をかかえている傾向があります。

保護者自身「うまくいかない」思いをかかえている

子育てには大きなエネルギーが必要です。保護者が経済的な問題や家庭の不和などで精神的な余裕を失っている場合、子育てに十分なエネルギーを注ぐことは容易ではありません。子どものニーズに応えられない状態が続けば、子どもは「ゆがみ」をかかえるようになり、困った行動に結びついてしまうおそれがあります。

子どもの問題は放っておくとさらに複雑化し、解決にはもっと大きなエネルギーを要するようになります。余裕をなくした保護者だけで、その解決をこころみてもなかなかうまくいかず、悪循環に陥る危険性が高いのです。

保護者のゆとりを奪う要因

経済的な問題などがきっかけで精神的な余裕を失うと、家庭生活や子育ての問題に対処することができません。解決されないまま問題は大きくなり、ますます親の精神的余裕を奪っていきます。

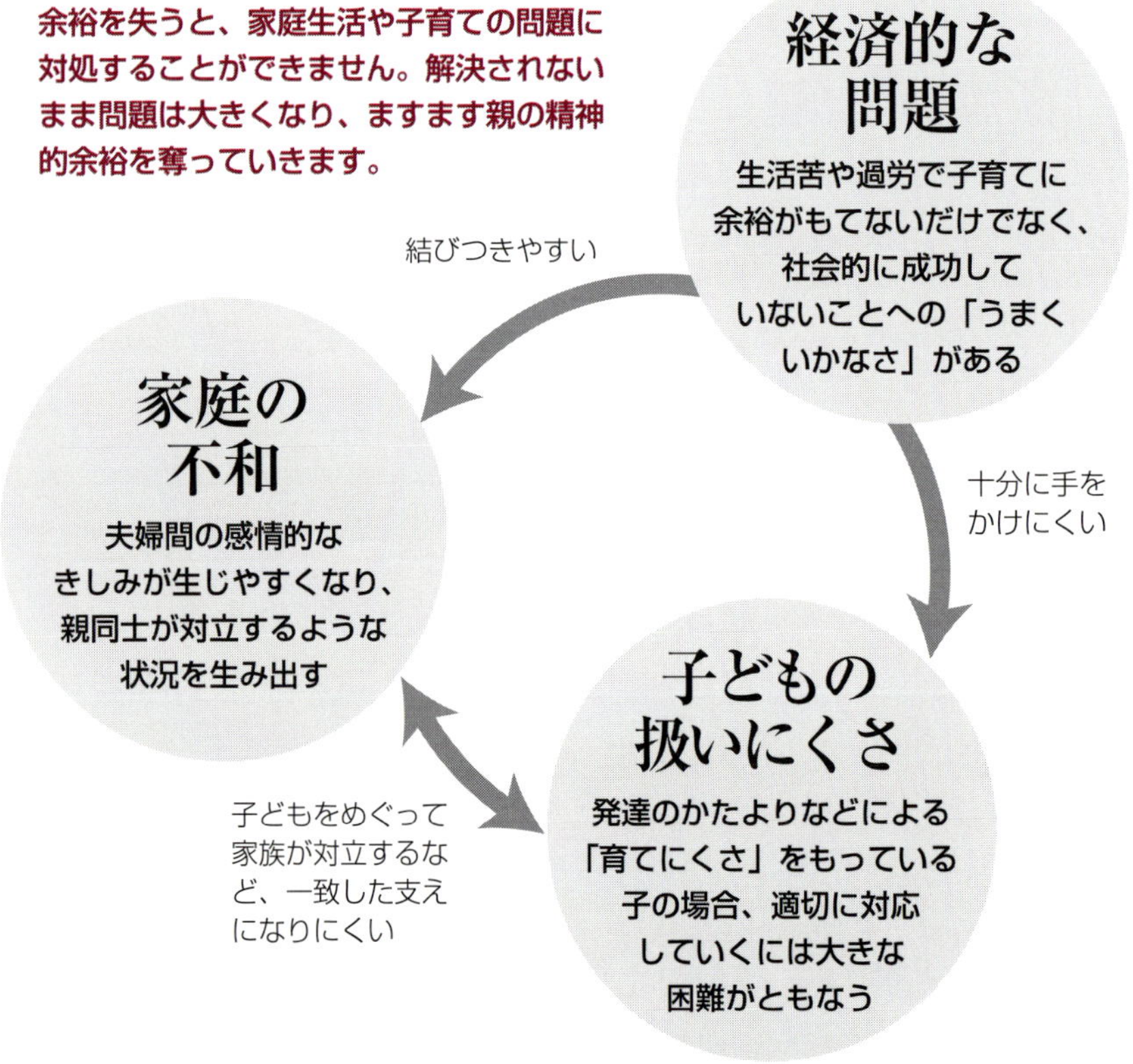
経済的な問題
生活苦や過労で子育てに余裕がもてないだけでなく、社会的に成功していないことへの「うまくいかなさ」がある
結びつきやすい
家庭の不和
夫婦間の感情的なきしみが生じやすくなり、親同士が対立するような状況を生み出す
十分に手をかけにくい
子どもの扱いにくさ
発達のかたよりなどによる「育てにくさ」をもっている子の場合、適切に対応していくには大きな困難がともなう
子どもをめぐって家族が対立するなど、一致した支えになりにくい

世間の非難を浴び続ける

子どもの非行により、親は自信を失い、周囲からも非難され続けることになります。

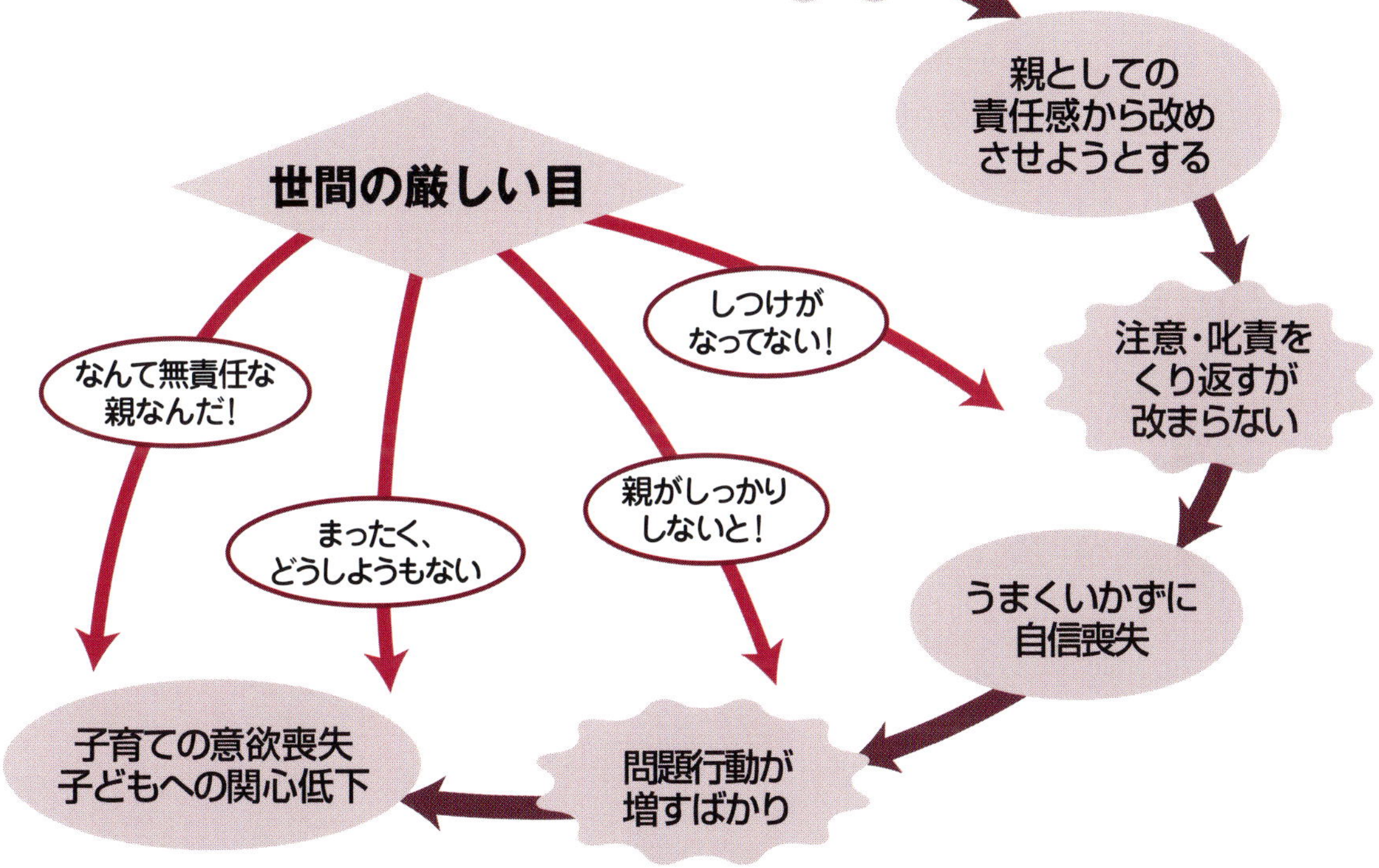
子どもの困った行動
親としての責任感から改めさせようとする
注意・叱責をくり返すが改まらない
うまくいかずに自信喪失
問題行動が増すばかり
子育ての意欲喪失
子どもへの関心低下
世間の厳しい目
なんて無責任な親なんだ!
まったく、どうしようもない
親がしっかりしないと!
しつけがなってない!

親もまたさまざまな「でこぼこ」がある

子どもの問題に悩む保護者に、周囲はいろいろ口を出したくなることもあるでしょう。

しかし、保護者自身も、さまざまな「でこぼこ」をもつ人間です。周囲から助言を受けても、それをうまく応用できない人もいれば、いろいろな助言に振り回され、努力が空回りしてしまう人もいます。助言してくれる周囲の人とうまくコミュニケーションをとれないという人もいます。

保護者もまた、忠告・助言だけではない、具体的なサポートを必要としている場合も多いのです。

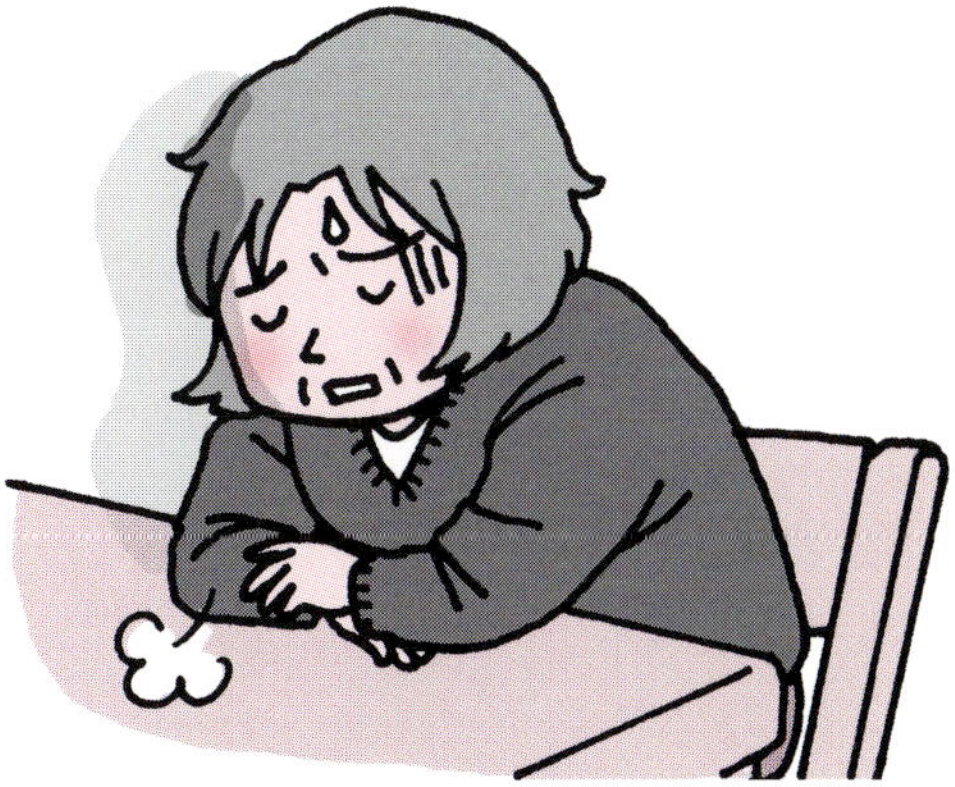

子どもにどう接すればよいのか、わからなくなっている保護者が多い

育つ環境②

子どもがかかえる問題に気づけない大人たち

揺らぎながら育っていく子ども。発達に大きなかたよりがある場合などは、周囲からの適切な支援が必要です。こうした機会を得られない子どもは、育ちにゆがみが生じがちです。

問題を見過ごしやすい3つの要因

せっかく子どもの問題に気づく機会があっても、ある種の「思いこみ」が発見の機会を奪っています。

本人の成績のよさ

勉強の成績がよいと、友だちとの関係をうまくつくれなかったり、社会性が身についていなかったりしても、保護者を含め、周囲はほとんど問題視しないままになってしまいがちです。

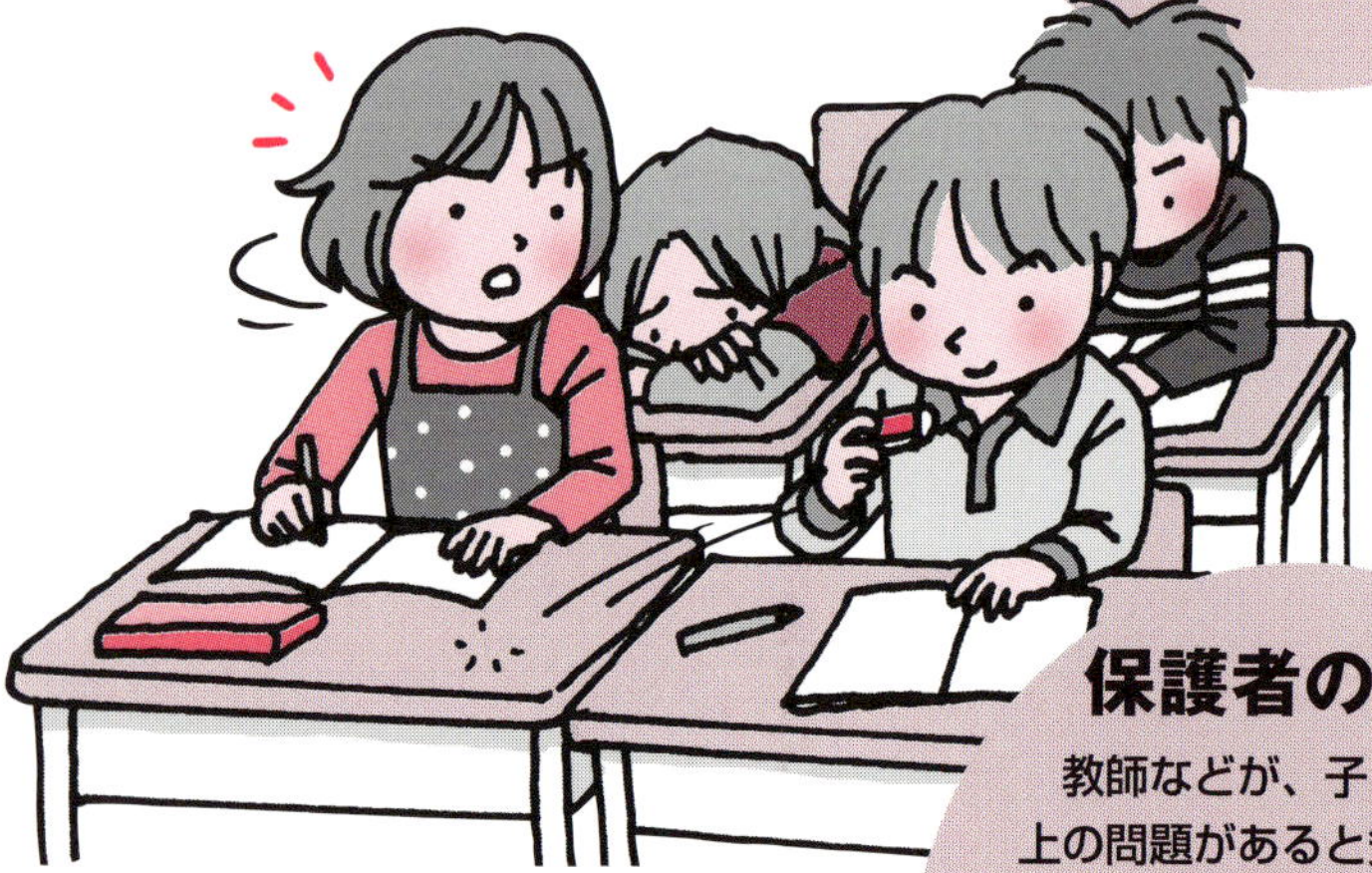

断りもなく隣の子のものをとってしまうなどという行為も、「頭のいい子」は大目にみられがち

保護者の否認

教師などが、子どもに発達上の問題があると気づいていても、それを指摘された保護者が、「障害児扱いされた」「指導力のなさを家庭の問題にすれかえられた」などと反発し、支援を拒んでしまうことがあります。

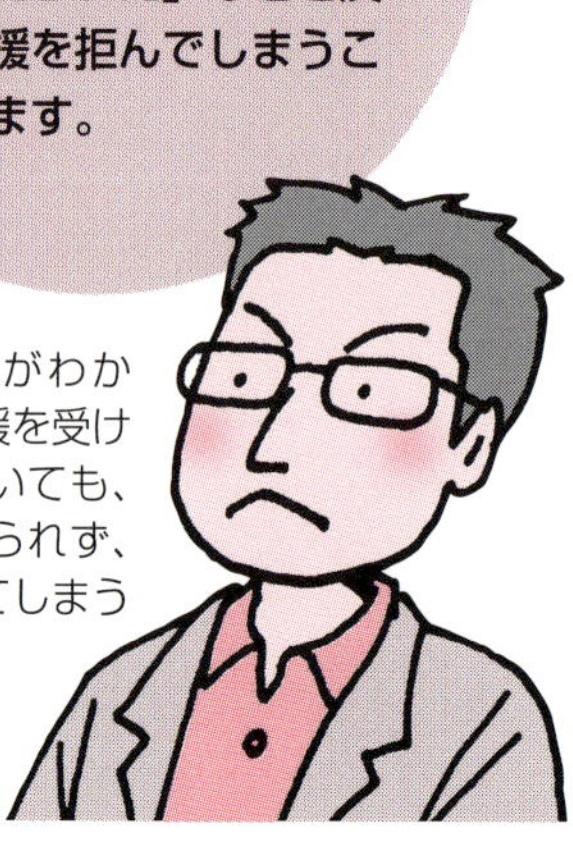

家庭内でも意見がわかれ、母親は「支援を受けたい」と考えていても、父親の同意を得られず、そのままになってしまうことも

「気がかり」な点が解決されないまま思春期に

子どもが段階をふんで発達していくように、行為障害も段階をふんで表面化していきます。突然、非行を重ねるようになったようにみえても、問題はずっと以前から起こっているのです。

「あの家庭ならしかたない」という周囲の見立て

保護者の養育放棄など、苛酷な家庭環境におかれた子どもの問題行動は、すべて「家庭の問題」とみなされがち。「あの家の子ならしかたない」などと周囲が納得してしまい、子どもの発達上の問題などは見過ごされやすくなります。

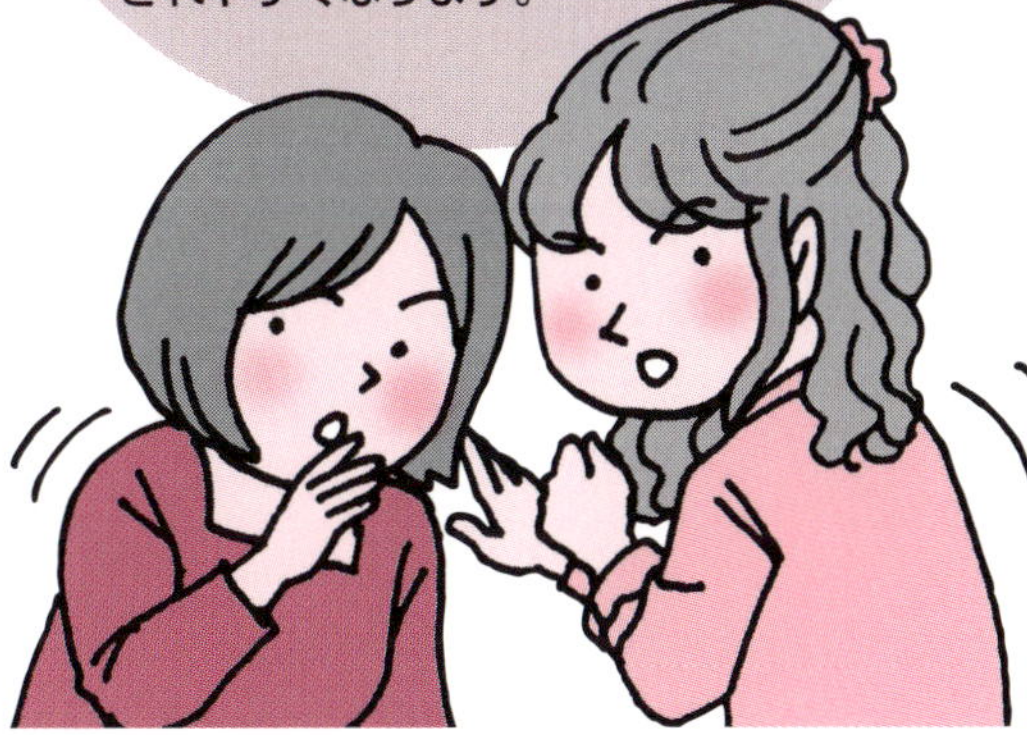

家庭環境の問題を指摘されるだけで、子ども自身のニーズは見落とされてしまう

子どもがかかえる根本的な問題への対応ができない

↓

より大きな問題となって表面化していく

たとえば、小学校で友だちとうまくつきあえず、社会性の発達に問題がみられても、成績がある程度よければ問題視されないことがあります。問題が放置されたまま成長した子は、人間関係が複雑で、心理的にも不安が大きい思春期に突入し、いよいよ挫折体験を積み重ねやすくなってしまいます。

挫折体験の積み重ねが、子どもの心にゆがみを生じさせる前に、子どもの問題に早く気づき、適切な対応をすることが大切です。

親の価値観が子どもの非行化を後押しすることも

保護者のなかには、子どもの非行に対して、寛容な考えを示す人もいます。とくに、若いころに非行の経験をもつ人は、子どもの非行を後押しするような言動が目立つ傾向があります。親の犯罪歴と子どもの非行化は直接的な関係はありませんが、親の言動が子どもの非行を後押しする危険性は否定できません。

非行化を許容する考え方

- 若いのだから、多少はやんちゃなほうがいい
- 自分も若い頃は無茶をした
- やられたら、やり返せ！
- 人を傷つけるようなことだけはするな（→飲酒、喫煙、暴走行為くらいは、しかたない）
- 盗んでも「拾った」と言うぐらいの機転をきかせろ

COLUMN

虐待、いじめに「慣れ」は生じない

虐待は子どもをゆがませる最悪の事態

行為障害には、虐待やいじめが深刻な影響を与えます。一般的には特定の刺激が長く続くと、徐々にその刺激に慣れていく現象が起こります。ところが、虐待やいじめに対しては、「慣れ」が生じません。つねに心をさいなむ刺激であり続けます。

とくに親からの虐待は深刻です。親から離れて生活できない子どもは、ひどい目に遭いながらも、「自分が悪いからだ」と考え、親を批判することもできません。こうした事態は自尊心を崩壊させ、大きなゆがみを生んでしまいます。

「育てにくさ」が虐待につながることも

子どもを虐待する親は、「人間性のかけらもない」などと非難されます。

しかし、虐待の背景を探っていくと、子どものもつ「育てにくさ」「扱いにくさ」に対して親自身が強いストレスをかかえ、それに対する反撃行動として虐待が起きている場合もあります。

それゆえに、親だけでなく周囲の大人が早く子どもの特性を理解すること、家庭の問題と片付けるのではなく、学校や専門機関が連携して支援していくことが求められます。

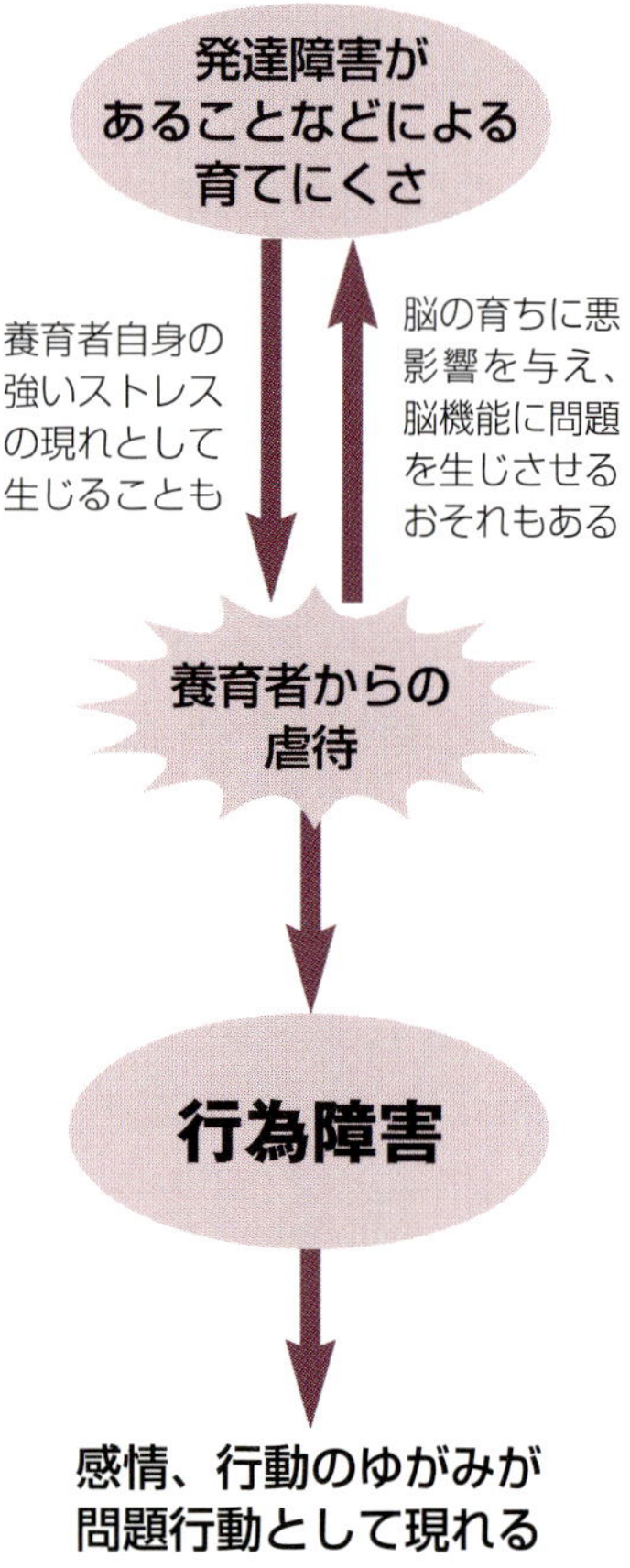
発達障害があることなどによる育てにくさ
養育者自身の強いストレスの現れとして生じることも
脳の育ちに悪影響を与え、脳機能に問題を生じさせるおそれもある
養育者からの虐待
行為障害
感情、行動のゆがみが問題行動として現れる

3

発達障害と行為障害の関係

ADHDやアスペルガー症候群、自閉症、LDなど、
発達障害をもつ子どもは、周囲の対応いかんによって、
ときに二次的な障害を発症してしまうことがあります。
発達障害のある子どもの行為障害もそのひとつ。
行為障害の子どもの根底に、発達障害があることは
めずらしくありません。

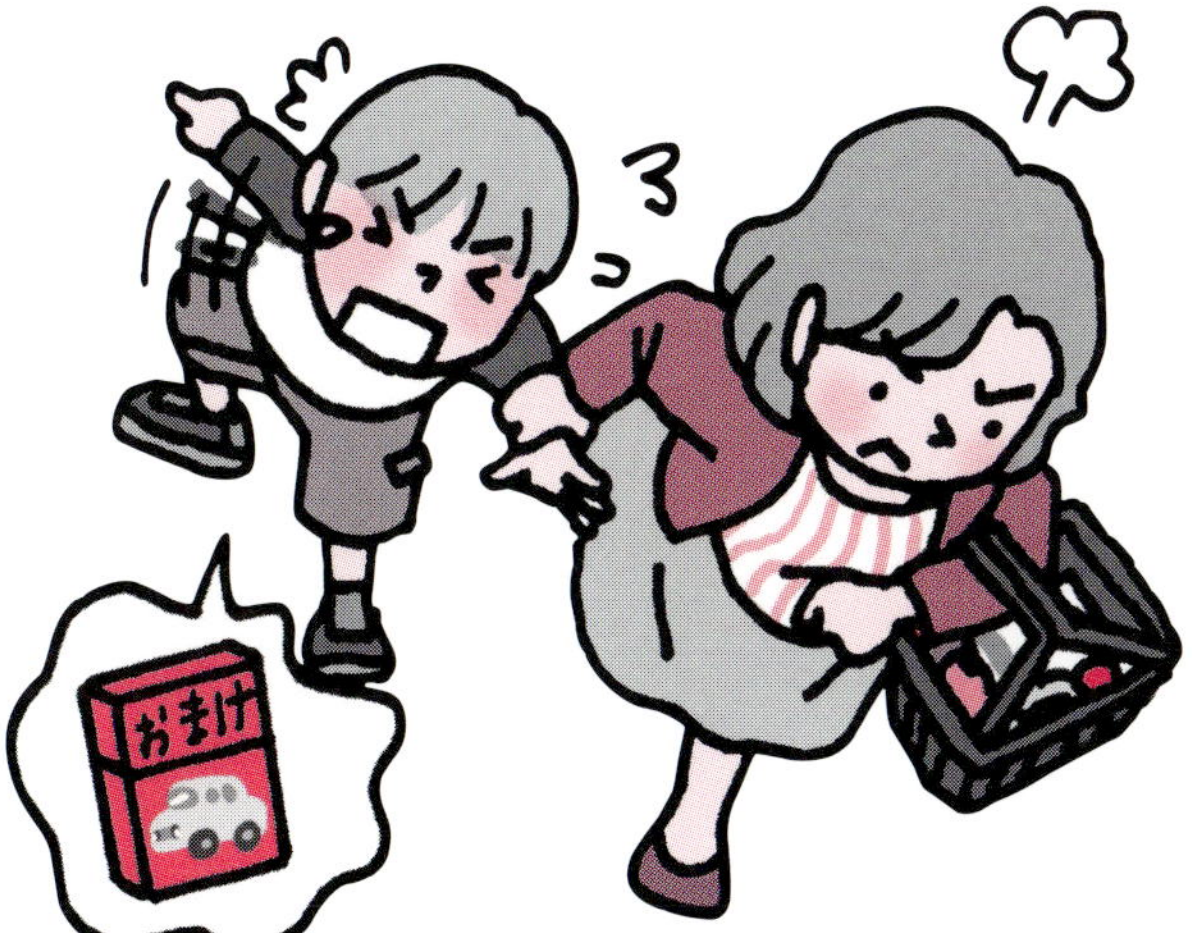

基本的な考え方①

行為障害の根底に発達障害があることも

行為障害を発症する子どものなかには、もともと発達障害があると考えられる子どもが少なくありません。発達障害への対応が不十分なまま、二次的な問題が目立つようになっている状態です。

発達障害は二次的な問題をまねきやすい

発達障害は、もって生まれた脳機能の問題と考えられています。発達障害のある子は、周囲が期待する「普通」の枠からはみ出てしまうことが多く、挫折や失敗経験を重ねがちです。それが子どもの感情や行動にゆがみを生じさせていきます。

もともとの症状が、育った環境や周囲の対応によってゆがめられ、受け入れがたい形で表現されるようになった状態が発達障害の二次障害であり、行為障害もそのひとつである場合があります。逆にいえば、環境調整や周囲の適切な対応によって二次的な問題の予防、改善ははかれるのです。

発達障害と行為障害の構造

発達障害は、それぞれ中心となる症状に加え、関連して起こりやすい障害があります。これらへの対応が不十分である場合に、二次的な障害として、もとの症状とは次元の異なる症状が現れてきます。

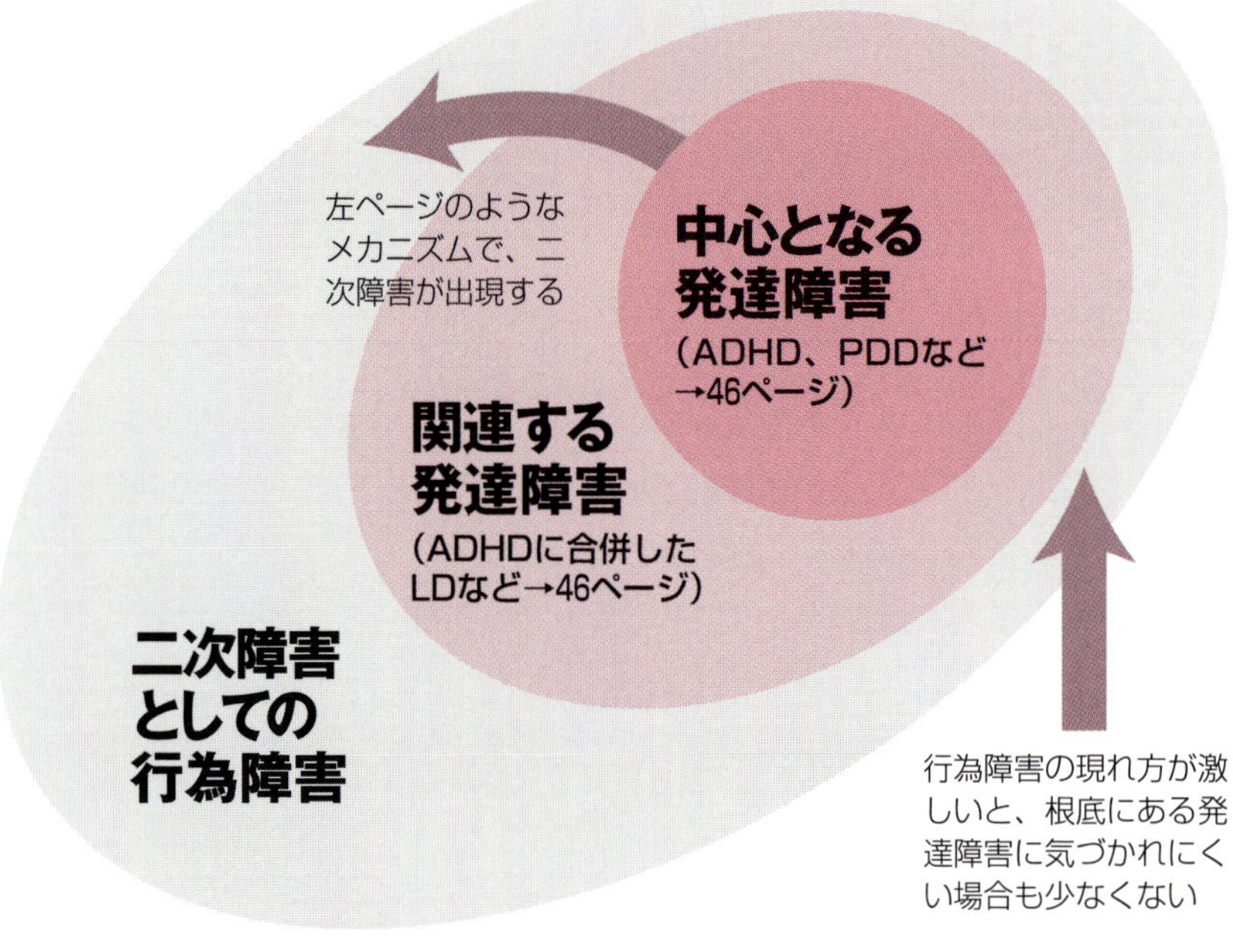
中心となる発達障害
（ADHD、PDDなど→46ページ）
関連する発達障害
（ADHDに合併したLDなど→46ページ）
二次障害としての行為障害
左ページのようなメカニズムで、二次障害が出現する
行為障害の現れ方が激しいと、根底にある発達障害に気づかれにくい場合も少なくない

二次障害が現れるメカニズム

発達障害の子は、幼い頃から叱られ続けてしまうことが多いもの。叱られ体験や失敗体験の積み重ねは、心にゆがみを生じさせ、やがて二次障害へと発展していきます。

行為障害は「外在化」した二次障害

感情や行動のゆがみは、自分以外の対象に向けて表現される外在化障害として現れる場合と、自分の内部にかかえ込み、内在化していく場合があります。行為障害は、外在化した二次障害のひとつです。

外在化障害	内在化障害
●反抗 ●暴力 ●家出、放浪 ●反抗挑戦性障害 ●行為障害	●不安 ●気分の落ち込み（抑うつ） ●強迫症状 ●対人恐怖 ●引きこもり

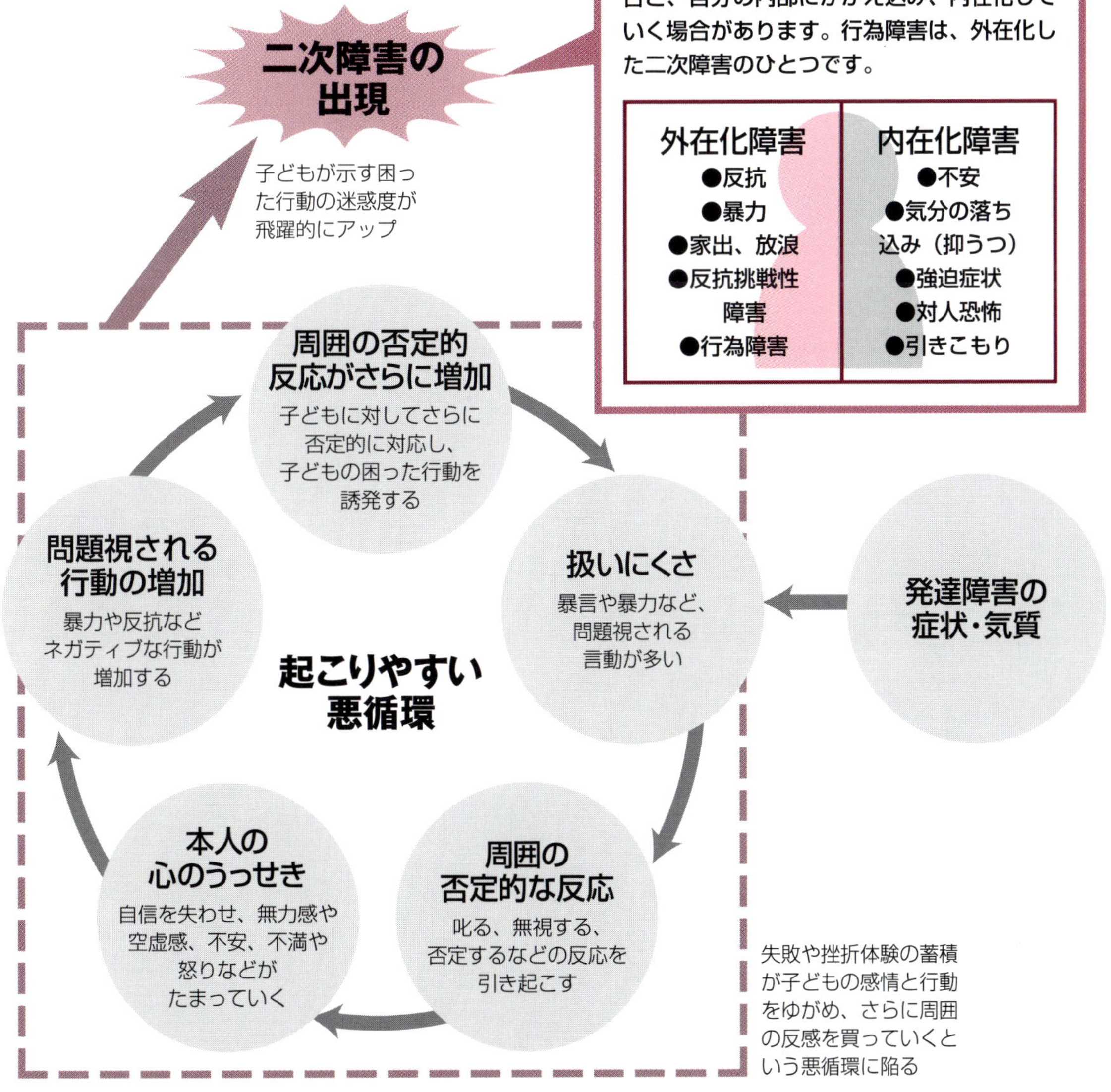
二次障害の出現
子どもが示す困った行動の迷惑度が飛躍的にアップ
周囲の否定的反応がさらに増加
子どもに対してさらに否定的に対応し、子どもの困った行動を誘発する
扱いにくさ
暴言や暴力など、問題視される言動が多い
発達障害の症状・気質
周囲の否定的な反応
叱る、無視する、否定するなどの反応を引き起こす
本人の心のうっせき
自信を失わせ、無力感や空虚感、不安、不満や怒りなどがたまっていく
問題視される行動の増加
暴力や反抗などネガティブな行動が増加する
起こりやすい悪循環
失敗や挫折体験の蓄積が子どもの感情と行動をゆがめ、さらに周囲の反感を買っていくという悪循環に陥る

基本的な考え方②

行為障害と発達障害の症状がまざっている

行為障害は、もとにある発達障害の症状以上に、周囲に与える迷惑度が高いもの。しかし、まったく別のものというわけではなく、根幹にある発達障害の症状と連続性があります。

くわしく知りたい人は講談社健康ライブラリーの既刊書『AD／HDのすべてがわかる本』『自閉症のすべてがわかる本』『アスペルガー症候群・高機能自閉症のすべてがわかる本』『LD（学習障害）のすべてがわかる本』などをごらんください

タイプによって特徴が異なる

発達障害には、ADHD（注意欠陥・多動性障害）、PDD（広汎性発達障害）、LD（学習障害）などがあり、中心的な症状はそれぞれ異なります。

ADHD（注意欠陥・多動性障害）

行動面での障害といわれ、極端な多動性、衝動性、不注意の3種類の症状が特徴。どの症状が強く出るかは個人差があり、年齢によっても変わってくる

知的障害

知的能力全般に遅れがある。重度であれば見逃されにくいが、軽度の知的障害は、適切な対応がとられないまま放置されていることも

LD（学習障害）

全般的な知的障害はないが、読む、書く、計算するという学習に必要な能力の一部が極端に働かないため、学習面でのつまずきが生じてしまう。いちじるしく不器用な面をもつことも

PDD（広汎性発達障害）

自閉症、アスペルガー症候群など。社会性、コミュニケーション、想像力に問題がある。アスペルガー症候群は、知的な遅れはみられないが、障害の特性は共通している

本来の症状を知ることが誤った対応を避ける鍵に

発達障害の症状は、もともと周囲の誤解をまねきやすいものです。問題行動が激しくなると、「わざとやっている」などという誤った見立てのもとで対応を重ねられていくことが少なくありません。

指導の方向が子どものニーズとかけ離れたものになってしまわないように、子どもがかかえる発達障害本来の症状を理解しておくことが重要です。

周囲の誤解をまねきやすい特性

発達障害への適切な対応がないまま二次的に増えていく問題行動には、誤解されやすい発達障害本来の症状がまざっています。

もともとの特性	周囲の受け止め方
衝動性の高さ	がまんが足りない
学習に必要な力が弱い	やる気がない
こだわりが強い	わがままだ
距離感が理解しにくい	失礼な言動が多い
他者認知の力が弱い	失礼な言動が多い
感情の安定性が低い	人をみて対応を変える

二次障害の現れ方

落ち着きのなさ、衝動性という特性が目立つ。自分を守るための攻撃性と結びつき、攻撃的、暴力的な言動に

好ましくない行動をとる際も器用に立ちまわりにくい。やる気のなさ、投げやりな印象が目立つことも

こだわりが強く、自分の意見を曲げないため、非行集団のなかでも浮いた存在になりやすい。単独での問題行動も目立つ

発達障害がある場合①

早く気づけば、それだけ手当てもしやすい

二次障害は、子ども自身の特性と育つ環境との関係のなかで生じたゆがみの現れです。できるだけ早く子どもの特性に合った環境を整えることが、二次障害の予防につながります。

気づきのチャンス

目の前の問題行動に目を奪われがちですが、根底に発達障害がある場合、これまでにもその中核的な症状はなんらかの形で表に出ていたはず。それに気づき、適切な支援につなげていくことが大切です。

幼児期

行動面で、「普通の子」の枠からはみ出しやすく、保育所・幼稚園などの集団のなかで「問題児」と扱われてしまうことも。保護者が「育てにくさ」を感じていることも多い

PDDにみられやすい強いこだわりの現れとして、激しいかんしゃくを起こす子も

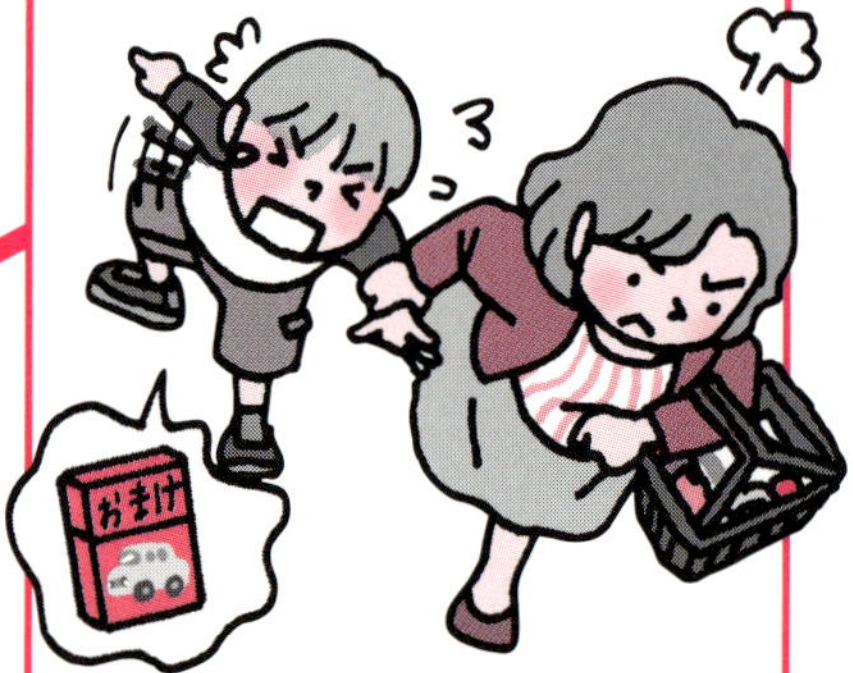

- 言葉や運動能力の遅れ
- 落ち着きのなさ
- 激しいかんしゃく
- 特定の遊びや動作などへの強いこだわり
- ひとり遊びばかりで人とかかわろうとしない

学童期

友だちとの関係づくりや学校での集団行動、学習の進め方などで問題が生じやすくなる

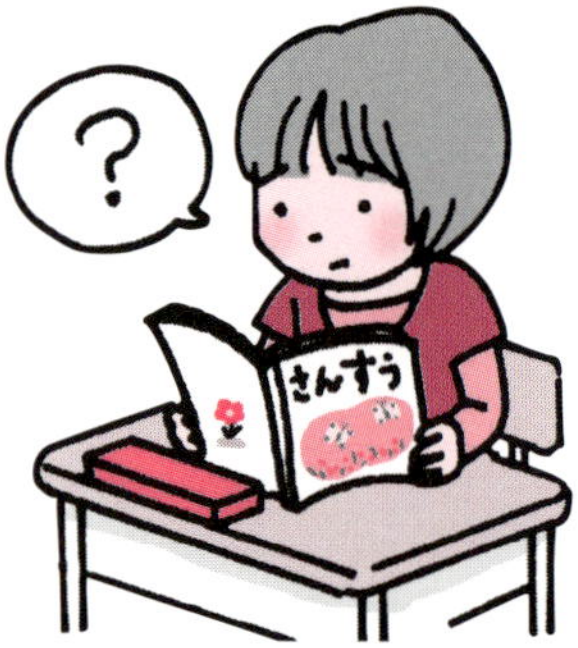

LDの場合、勉強が少しずつむずかしくなる小学2年生くらいから、学習面での問題が生じやすくなる

- 友だちとのトラブルが多い
- 集団行動が極端に苦手
- 得意教科と不得意教科の差が激しい
- 学習面で大きなつまずきがある

発達のかたよりへの気づき

▼

特性に配慮した特別支援教育の実施

▼

二次障害の予防

適切な対応が異なることも

子どもがイライラしたようすで落ち着きがないようにみえる場合、それを情緒不安定の現れとしてみるか、それとも、もともと落ち着きのない傾向があるとみるのかによって、適切な対応は変わってきます。

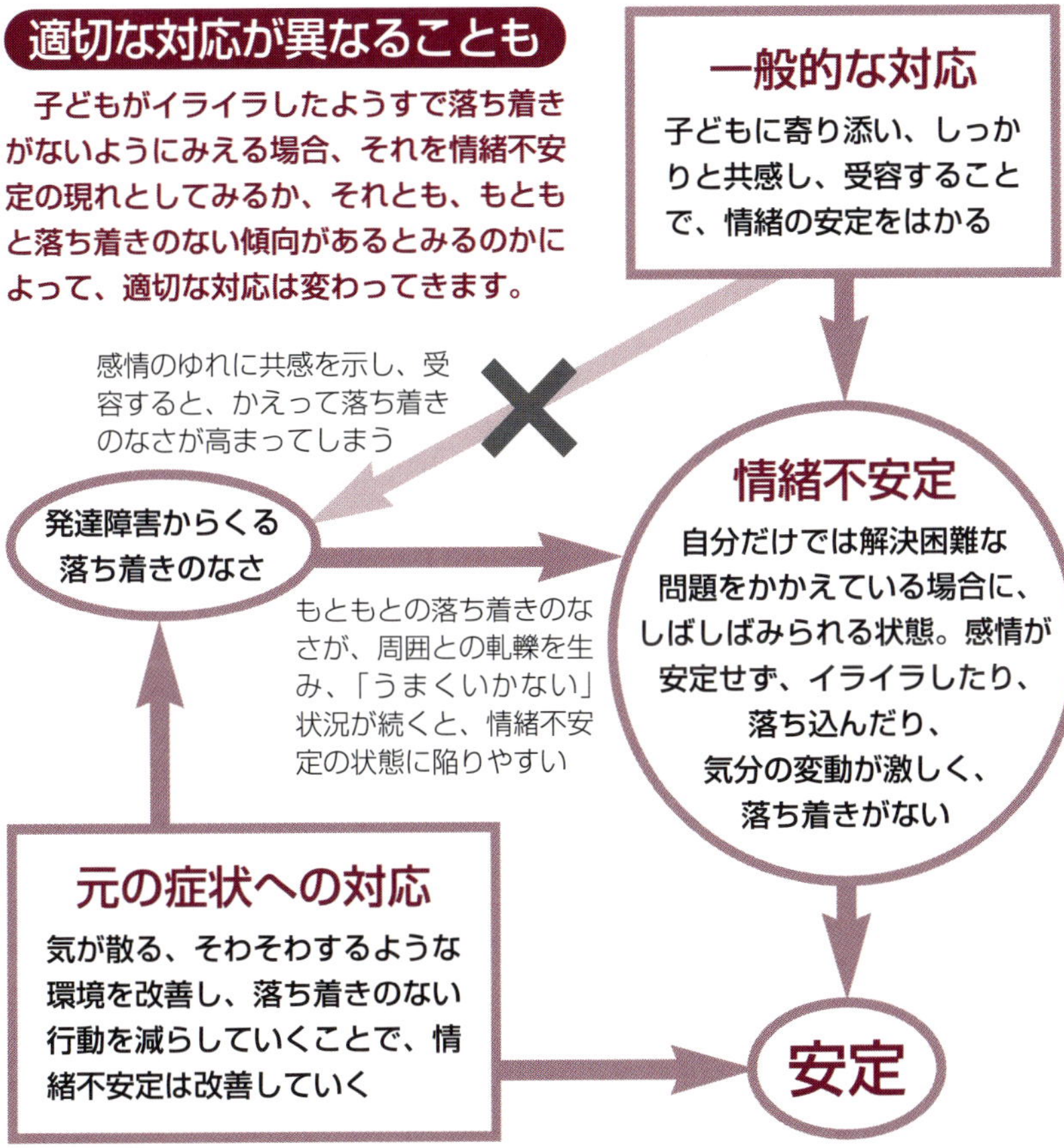

一般的な対応
子どもに寄り添い、しっかりと共感し、受容することで、情緒の安定をはかる
感情のゆれに共感を示し、受容すると、かえって落ち着きのなさが高まってしまう
発達障害からくる落ち着きのなさ
もともとの落ち着きのなさが、周囲との軋轢を生み、「うまくいかない」状況が続くと、情緒不安定の状態に陥りやすい
情緒不安定
自分だけでは解決困難な問題をかかえている場合に、しばしばみられる状態。感情が安定せず、イライラしたり、落ち込んだり、気分の変動が激しく、落ち着きがない
元の症状への対応
気が散る、そわそわするような環境を改善し、落ち着きのない行動を減らしていくことで、情緒不安定は改善していく
安定

診断は子どもの特性を知る一助になる

人はだれにでも得意・不得意があります。それを「障害」とみなすことには抵抗がある、という人もいるでしょう。子どもの「うまくいかなさ」に気づいても、「特別扱いは必要ない」と考える人も少なくないようです。

しかし、発達障害がある場合、一般的な感覚で接しているだけでは、子ども自身の「うまくいかなさ」はなかなか解消されません。

発達障害は生来的な脳機能のかたよりがもたらすものと考えられています。周囲が子どもの特性を理解し、適切な対応をとっていくためにも、発達障害の診断を受けることには意味があるのです。

「ADHDだから攻撃的」という誤解が多い

ADHDの場合、暴言・暴力が目立つ場合があります。そのため、「ADHDだから攻撃的」と思っている人が少なくないようです。

しかし、攻撃性はADHDの本質的な症状ではありません。ただ、思ったことをすぐにやってしまいたいという衝動性が強いため、思いどおりにいかないと、つい暴言をはいてしまう、手が出てしまうといった行動につながることはあります。

こうした行動は、当然、批判の的になります。それによる叱責体験・失敗体験の積み重ねによってゆがみが生じ、二次障害として攻撃性の高さが現れてくるわけです。

発達障害がある場合②

子どもの特性に合わせて対応していく

発達障害の存在への気づきは、行為障害を予防するうえでも、適切に対処していくためにも大切なこと。必要なのは診断名よりも、その子の特性を十分に理解することです。

一人ひとりの学び方、納得のしかたを理解する

「これくらい言われなくてもわかるに違いない」という思い込みは、発達障害のある子どもには禁物です。周囲の人が押し付ける常識は、しばしば発達障害の子には理解がむずかしく、この両者のギャップが発達障害の子を追い詰めていく原因になります。

音の聞こえ方、見え方、状況や相手の気持ちの読み方など、認知のしかたは、一人ひとり異なります。そのため、理解できる学び方、納得のしかたも一律ではありません。そうした一人ひとりの特性を理解し、その子にとってわかりやすい方法で働きかけ、支援していくことが求められます。

診断にこだわることの落とし穴

発達障害の診断を受けても、「発達障害だからしかたない」とあきらめるのでは意味はありません。大切なのは、子どもの特性をつかみ、それに合わせた働きかけをしていくことです。

障害の有無ばかり注目される

障害があるかないかという表面的なことのみにとらわれ、子どもの特性を理解しようとしない

妙にわかった気になる

診断名がついただけで、その子の特性がわかったような気になり、一人ひとりの違いに目が向かなくなる

「○○障害だからしかたない」とあきらめる

子どもが問題に直面していても、その原因を「障害があるため」ととらえてしまうと、具体的な解決策に結びつきにくい

どんな点につまずきがある？

子どものようすをよくみて、どんな点につまずきがあるのかを知ると、支援・指導の方向性がみえてきます。

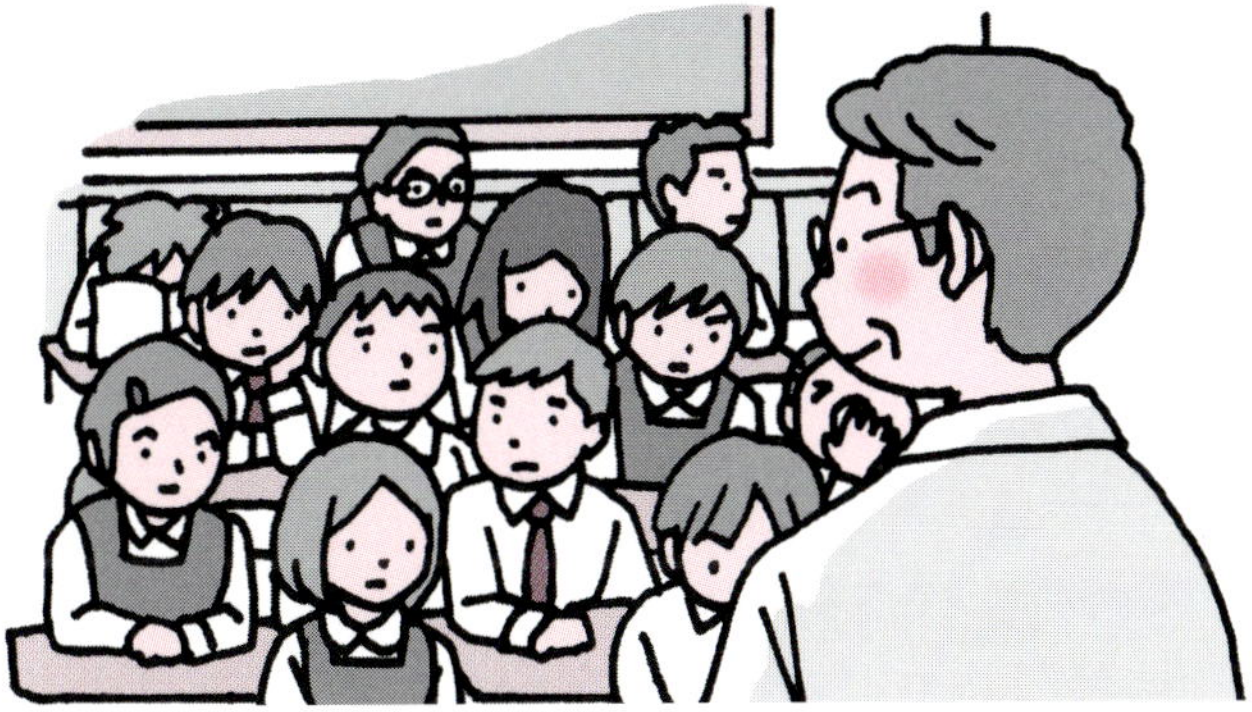

学校のような集団のなかで
明らかになることも多い

- □聞く力が弱く、必要な情報を聞き落とすことが多い
- □見る力が弱く、目にしたものから必要な情報を把握しにくい
- □話す力が弱く、自分の考えを整理して話すことがしにくい
- □読む力が弱く、文章を読んで内容を読み取ることができない
- □書く力が弱く、練習をくり返しても、正確できれいな字を書けない
- □計算する力が弱く、2桁以上の数字の計算がむずかしい
- □行動をコントロールする力が弱く、勝手な行動が目立つ
- □注意を持続しにくく、すぐに集中力がなくなってしまう
- □今、必要とされていることに注意が向きにくい
- □自分に求められていることを予測しにくく、望ましい行動をとれない
- □望ましい手順で目的に向けた段取りを立てにくい
- □自分と他人との違いを理解しにくい
- □ほかの人がなにを考えているか、想像が及びにくい
- □思ったことがそのまま言動に結びつき、周囲を不快にさせることがある
- □やりたいとなったら、どんな状況でも中断しにくい
- □予想外の事態で生じる不安や不機嫌をコントロールしにくい
- □自分の興味・関心があることは、はた迷惑なほど貫き通す
- □やってもよい場所、いけない場所を見分ける力が弱い
- □困ったときに、自分で助けを求めることがしにくい
- □いつ、だれに、どういう方法で助けを求めればよいかわからない

保護者と学校、専門機関が連携して支える

発達障害のある子どもへの適切な支援は、家庭と学校、専門機関との連携が鍵を握っています。それぞれの役割を果たしながら、多方面から子どもを支えていきましょう。

非行化した子の大半は必要な支援を受けていない

二次障害として非行化した子どもの多くは、必要な支援を受けてきていません。そうした事態に至るまで、もともとある発達障害の存在に気づかれずにいたか、気づいている人はいても、それが診断やその後の適切な対応に結びついていなかったという例が大半です。

発達障害があっても、その子自身のもつ特性に配慮した特別支援教育を受けてきた子の多くは、行為障害のような二次障害を起こすことなく成長していけます。

発達障害がもたらす症状を、「これくらい大丈夫」などと放置せず、一つひとつの問題にきちんと対応していくことが大切です。

支援していくためのポイント

まずは、子どもの状態をしっかり把握してください。「これくらい大丈夫」「もっとたいへんな子はいる」などという決めつけは、子どもが適切な支援を受ける機会を奪ってしまうことになりかねません。

保護者

- 周囲の指摘に耳を傾ける
- 子どもに関して困っていることがある場合は、相談先を求める
- 子どもの発達に不安を感じたら、家族の同意を得られない場合でも、専門機関などに相談する

学校

- 「手のかからないおとなしい子」にも目を向ける
- 「家庭の問題」と片づけない
- 保育所・幼稚園から小学校へ、小学校から中学校へ、中学校から進学先へと、学校間での連携をはかり、支援が途切れないようにする

プライドを傷つけない配慮を！

本人

本人も困っていることへの自覚はある場合が多いが、思春期の子どもは、友だちの目を気にして「特別扱いはいや」と支援を受けたがらない場合がある。支援する側は、子どものプライドを傷つけない配慮が必要

それぞれに異なる役割がある

家庭、学校、専門機関は、自分の役割をしっかりと果たしながら、お互いに連携することで、はじめて有効な支援を展開することができます。

学校

子どもの学び方をよく理解し、その子に合った指導法や学習環境を整えていく。問題を起こしがちな子どもは、保護者もまた疲れていることが多いので、保護者を追い詰めないように配慮することが求められる

家庭

家庭は、子どもにとって安心でき、リラックスできる場であることが望まれる。抱きしめられ、ほめられ、許され、食事や清潔さなど家庭生活で守られることで、子どもは安心して学校生活を送ることができる

学業支援は子どもの自尊心を回復させるために、とても大切なサポートになる

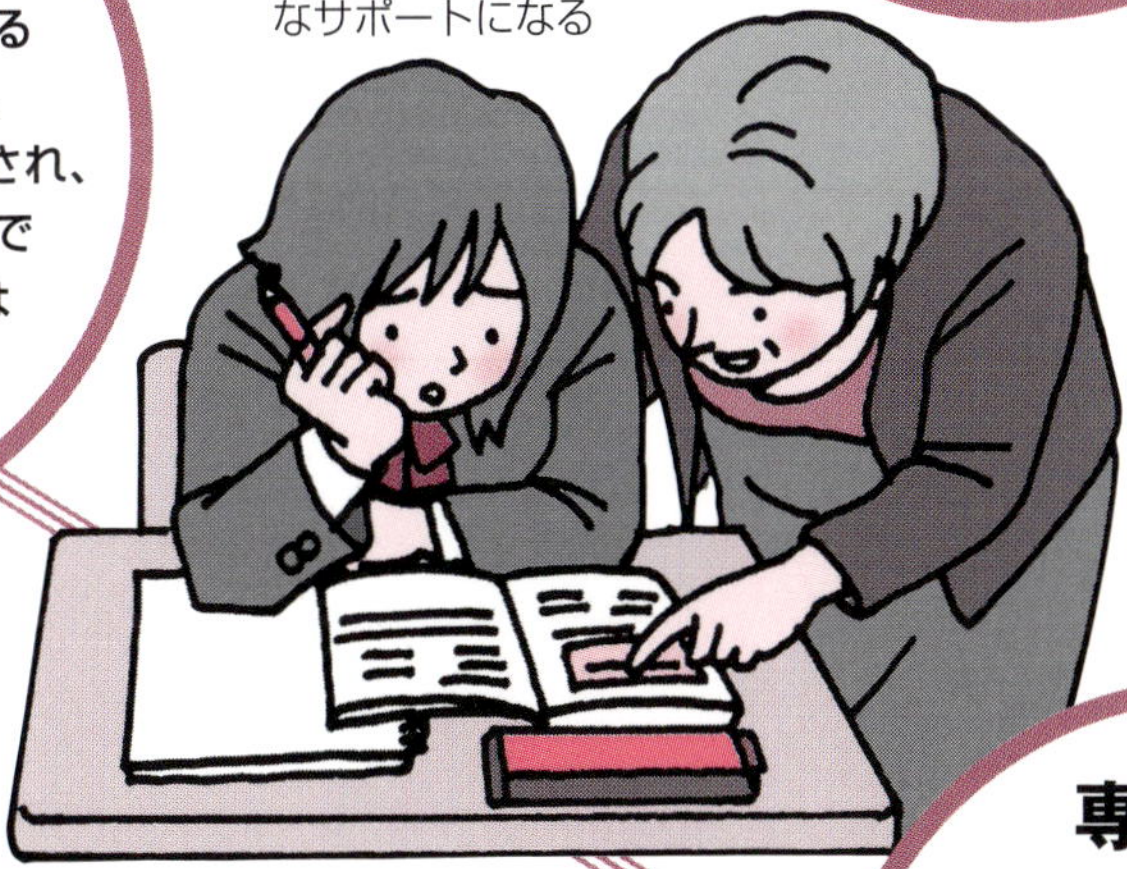

専門機関

教育委員会は「教育相談」を実施しており、保護者と学校との仲介役になることも。必要に応じ、医療機関や子育て支援センター、福祉課、障害者支援センター、触法行為があった場合は警察などに協力を求め連携していく

「守りすぎ」にも注意

発達障害という障害の存在が知られるようになるにつれ、子どもが低年齢のうちに、診断を受けるケースも増えてきています。早い段階で発達障害に気づいて早く対策が始められれば、育ちにゆがみが生じるリスクは減ります。

一方で、発達障害に早い段階で気づく保護者のなかには、子どもの将来を心配して、つい過保護になりがちという人もいます。子どもが困らないようにと、すべて親がお膳立てをしてしまうと、子どもはいつまでたっても自立できません。やがて社会に出たときに、大きな挫折につながる心配もあります。

COLUMN

非行グループのなかの「異端児」

少年鑑別所入所者の一～二割は精密鑑別が必要

文部科学省の調査では、全国の小・中学校の通常学級に占めるＬＤやＡＤＨＤと、自閉症、アスペルガー症候群などを含むＰＤＤの兆候を示す生徒の割合は、合計六・五パーセントという結果が出ています。

これに対して、少年鑑別所の入所手続きがとられた子どもたちでは、明確な調査はないものの、一～二割に精密な発達査定の必要があると考えられています。発達障害がない子に比べ、非行化するリスクが高くなる傾向があることは否定できません。

グループ内の異端児や単独非行者になりやすい

集団行動になじみにくいという発達障害の子どもの特徴は、非行少年にもみられます。

一般の非行少年はグループで行動することが多いのに対し、発達障害が根底にある子の場合は単独非行であることが少なくありません。集団に属している場合でも、突拍子もない行動が目立つなど、仲間からは「異端児」として扱われている傾向があります。

■発達障害の兆候がある子どもの非行内容の特徴

LDの兆候

LDがあるだけで非行化することは比較的少ない

ADHDの兆候

取っ組みあいのけんか、武器の使用、強奪、人への暴力、所有物の破壊、住居侵入、深夜徘徊、家出、交通違反、薬物乱用など。いじめは加害者になることも、被害者になることも

PDD（自閉症、アスペルガー症候群）の兆候

武器使用、動物虐待、強奪などが多く、性差や年齢を考慮すると性行為の強要や放火も比較的多い。いじめの被害を受けていたことが多く、ひきこもり傾向もみられる

4

適切な支援の進め方

起きてしまった問題行動への対応策は限られています。
目指すべきは、子どもが問題行動をとる必要性をなくしていくこと。
そのためには、子ども自身が自分がかかえる問題に気づき、
課題として取り組んでいかなければなりません。
子どもの意欲を引き出しながら、それぞれのニーズに即した支援を
続けていくことが必要とされています。

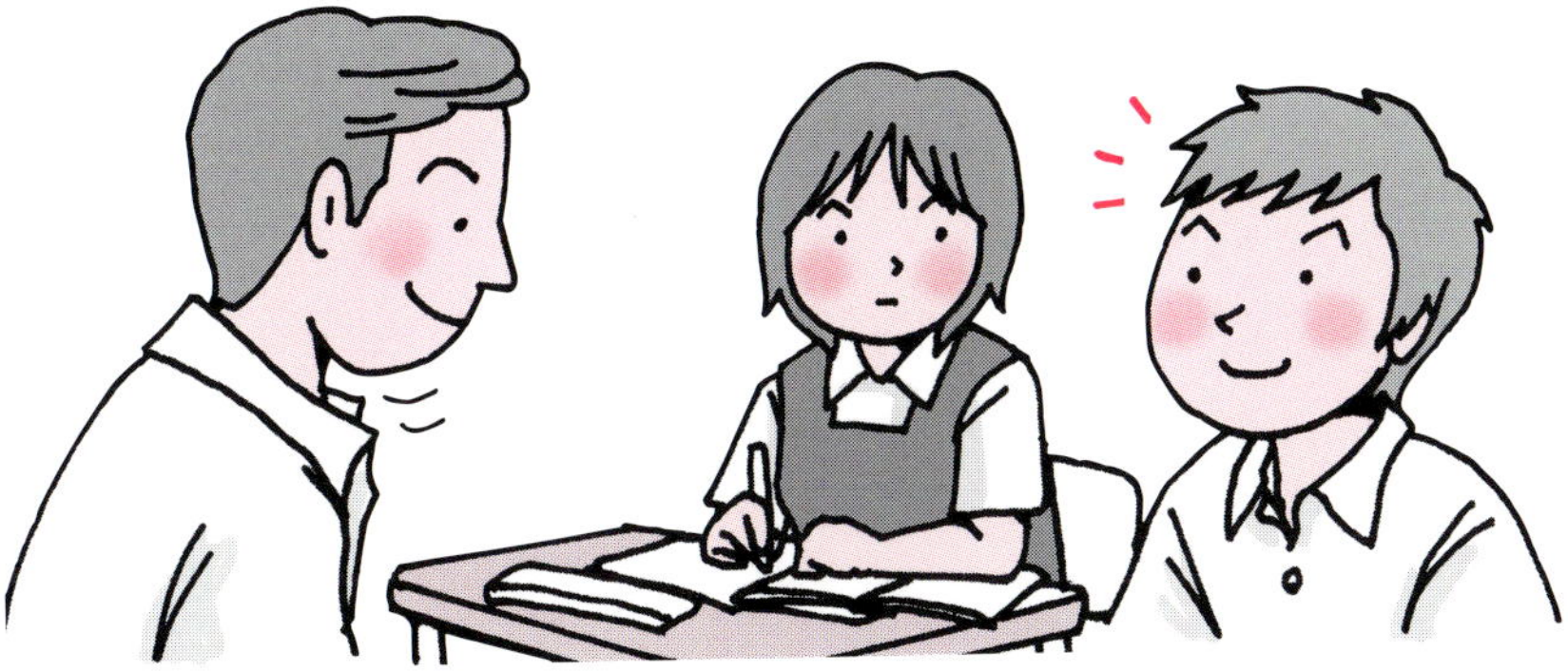

基本的な考え方①

問題行動だけに注目せず広い視野をもつ

暴力行為、万引き、夜遊びなど、非行が深刻化すればするほど、問題行動そのものへの対応に追われがちです。けれども、行動の改善には、困った行動以外の部分への働きかけが重要です。

問題行動対応の鉄則

どんな困った行動も、行動そのものを否定するのではなく、そうした行動に結びつく生活全般に目を向け、問題行動をとる必要性を低下させるのが鉄則です。

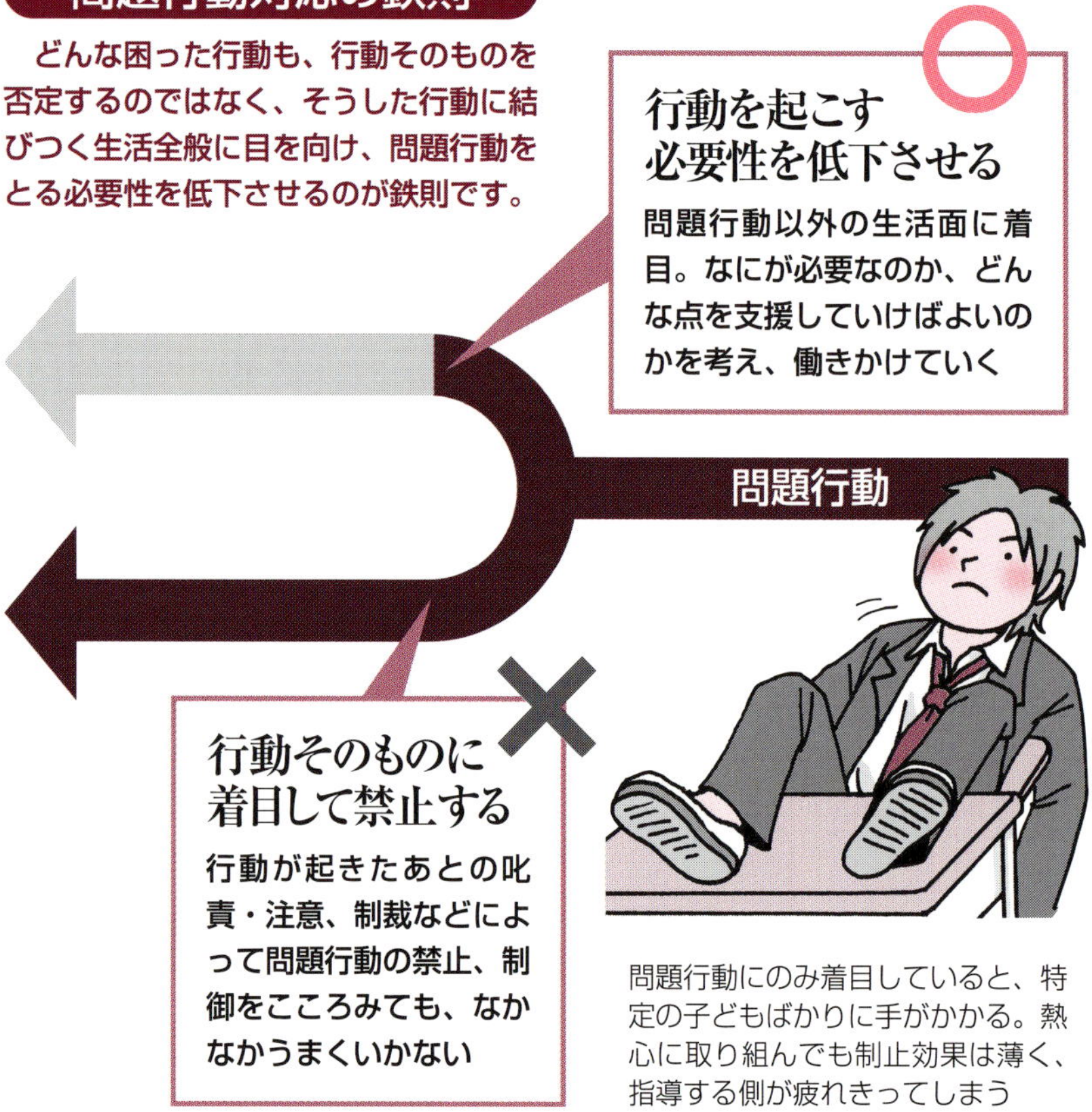

行動を起こす必要性を低下させる
問題行動以外の生活面に着目。なにが必要なのか、どんな点を支援していけばよいのかを考え、働きかけていく
問題行動
行動そのものに着目して禁止する
行動が起きたあとの叱責・注意、制裁などによって問題行動の禁止、制御をこころみても、なかなかうまくいかない

問題行動にのみ着目していると、特定の子どもばかりに手がかかる。熱心に取り組んでも制止効果は薄く、指導する側が疲れきってしまう

問題行動をとる必要性を低下させる

くり返される困った行動に対し、「やめてほしい」「やめさせたい」と考えるのは当然ですが、行動そのものを禁止したり、コントロールしようとしたりしても、なかなかうまくいきません。

問題行動がくり返される背後には、子ども自身や、子どもを取り巻く環境のなかに、「うまくいっていないこと」があります。問題行動は、いわば必然的に起きているのです。遠回りなようですが、やめさせたい行動以外の生活全般に目を向け、必要な支援を続けていくことが、問題行動をとる必要性を低下させ、行動の改善につながる確実な道なのです。

必要なのは教育や支援

行為障害は、教育や適切な支援によって改善をはかっていくもの。「治療しよう」という姿勢はなじみません。禁止・制裁による行動の修正ではなく、全般的な生活支援を心がけます。

教科学習への支援

背景にLDがある子などには、
学ぶ力のかたよりを補うために、
教材や教え方を工夫する

学ぶ意欲の動機づけ

「できた！」「わかった！」
という成功体験を積ませることで、
子ども自身の学ぶ意欲を引き出す

生活支援

子どもの関心の幅を広げ、
人とのかかわりに
楽しみを見出せるように
サポートする

家族関係支援

保護者への支援を通じて、
家庭環境の改善をはかる

社会性を育てる支援

人とぶつかりあうことなく、
円滑な関係を築くために
必要なスキルを教える

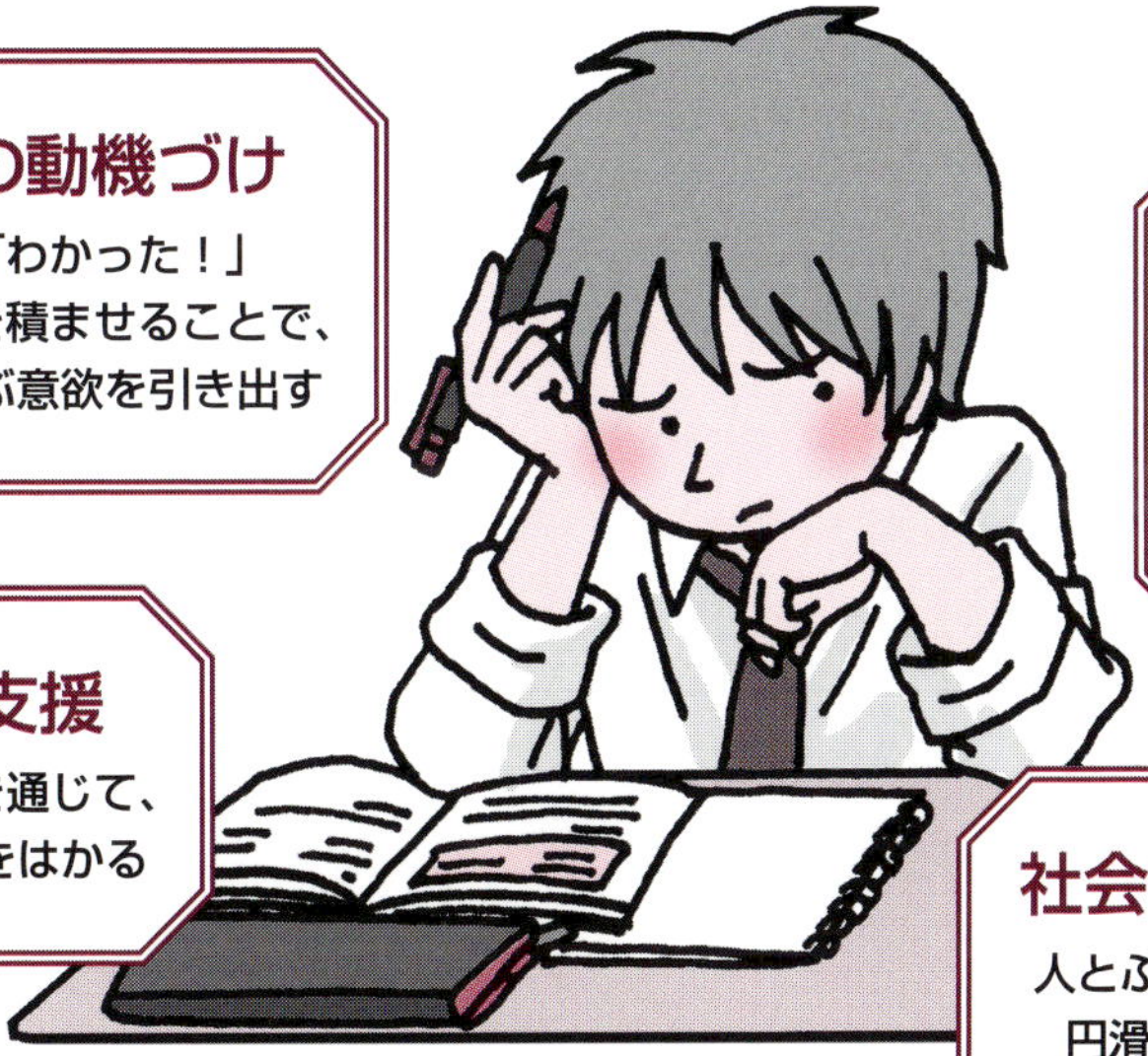

困った行動が多いのは子ども自身が困っているから、という視点を忘れない

服薬だけで行為障害は改善しない

行為障害の子どもは、気分の変動が激しかったり、抑うつ感が強かったりすることがあります。そのような場合には、服薬がすすめられることもあります。

子どもの状態を落ち着かせ、教育を受けやすくするのが服薬の目的です。服薬によって、行為障害そのものが改善するというわけではありません。

▼こんな薬が使われることも

- ●抗うつ薬（SSRI）：問題行動に隠れがちだが、うつを伴うこともある。抑うつ感が強い場合に用いる
- ●抗精神病薬：激しい暴力行為、攻撃性が高い場合などに用いられる
- ●気分安定薬：しばしば興奮やパニックを起こす場合に用いられることがある
- ●抗不安薬：強い不安感がある場合に用いる
- ●中枢神経刺激薬：行為障害のもとにADHDがある場合に用いられることがある

基本的な考え方②

学校は社会で生きる力をつける最適な場所

人は、一人では生きていけません。子どもには、社会のなかで自分なりの居場所をみつけて、人生を楽しめるようになるための練習が必要です。

究極の目標は社会のなかで人生を楽しむこと

困った行動をくり返す子に接するとき、忘れてならないのは長期的な視点です。子どもを育て、指導していく究極の目標は、子ども自身が社会のなかで自分なりの居場所をみつけて、人生を楽しめるようにすること。そのためには、たんに社会に受け入れられにくい行動を是正するだけでなく、社会という集団のなかで必要とされている力を養っていくことが求められます。

そうした力は、学校に通わせれば自動的に養われるというわけではありません。子どもの特性に応じた必要な支援を続けていくことが求められます。

学校は社会の縮図

学校は、社会で生きていくために必要な力を養う絶好の場です。子どもたちは学校生活のなかで、集団でしか学べないことを学んでいきます。

集団生活のルール

プライベートな空間では許されることでも、集団生活のなかでは受け入れられない場合がある。規則・ルールを守ることの大切さを学ぶ

競争原理

テスト結果や通知表の評価などを通じて、集団のなかでの順位づけを意識するようになる。優越感、あるいは劣等感につながることも少なくない

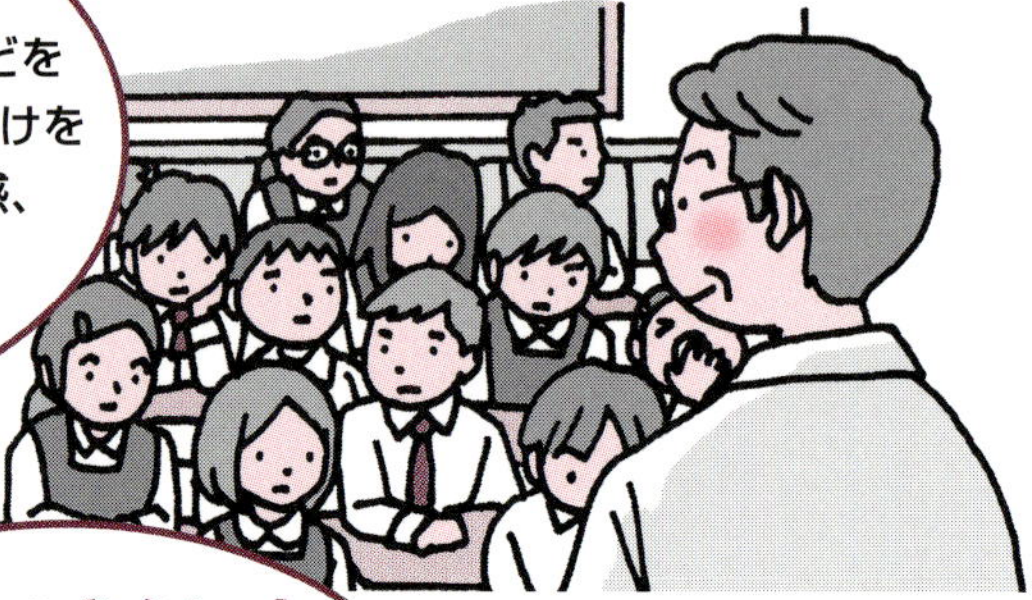

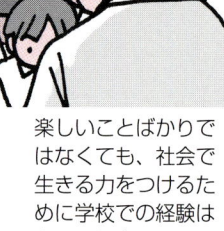

人とのつきあい方

ごく親しい友だち、クラスメイト、部活の先輩・後輩、ほとんど接点がない人など、関係性の違いによって適切な言葉づかいや態度などが異なることを学ぶ

楽しいことばかりではなくても、社会で生きる力をつけるために学校での経験は大いに役立つ

特別支援教育の場

小・中学校では、発達障害がある子など、きめ細やかな支援を必要としている子どもに、それぞれのニーズにあった支援を提供していこうという「特別支援教育」が実施されています。

たんに問題行動が多いというだけなら、普通は通常学級が選択されますが、問題行動の背景に発達障害がある子などは、必要に応じて、通常学級以外の学びの場を利用することも考えていきましょう。

小・中学校

通常学級
一斉指導が基本だが、子どもの学びの状態に合わせて少人数での指導や習熟度別の指導も導入されている。とくに支援が必要な子どもには、補助のスタッフをつけることも

通級指導教室
通常学級に在籍しながら、週1～8時間程度通う教室。個別指導や少人数指導など、よりきめ細やかな支援を受けられる。苦手科目を集中的に学んだり、生活面、対人関係の改善をはかるための支援を受けたりする

特別支援学級
通級のみでは支援が困難な子が在籍する少人数学級で、それぞれのニーズに即した対応が基本。小・中学校内に設置されていることが多く、通常学級との交流もある

特別支援学校

従来、盲学校、聾《ろう》学校、養護学校など、障害ごとにわけられていた教育機関をまとめたもので、比較的障害の程度が重い子どもが対象。教科学習だけでなく、将来の自立に向けた生活能力の向上にも重点をおく

進学
通常は特別支援学校の高等部へ

就労・その他
無職の場合、支援の手が薄くなりがち（→87ページ）

進学
普通高校以外にさまざまな選択肢はあるが、課題も多い（→84ページ）

学校外でのつながりもつくっていきたい

学校には通っていても、友だちができず、帰宅後はいつも一人で過ごしている――そんな子どもに対しては、学校外でのつながりをつくれるように手引きすることも必要です。

仲間と楽しむ趣味や気の合う友だちの存在は、子どもの生活に豊かさをもたらします。それが問題行動の予防や対応につながっていきます。

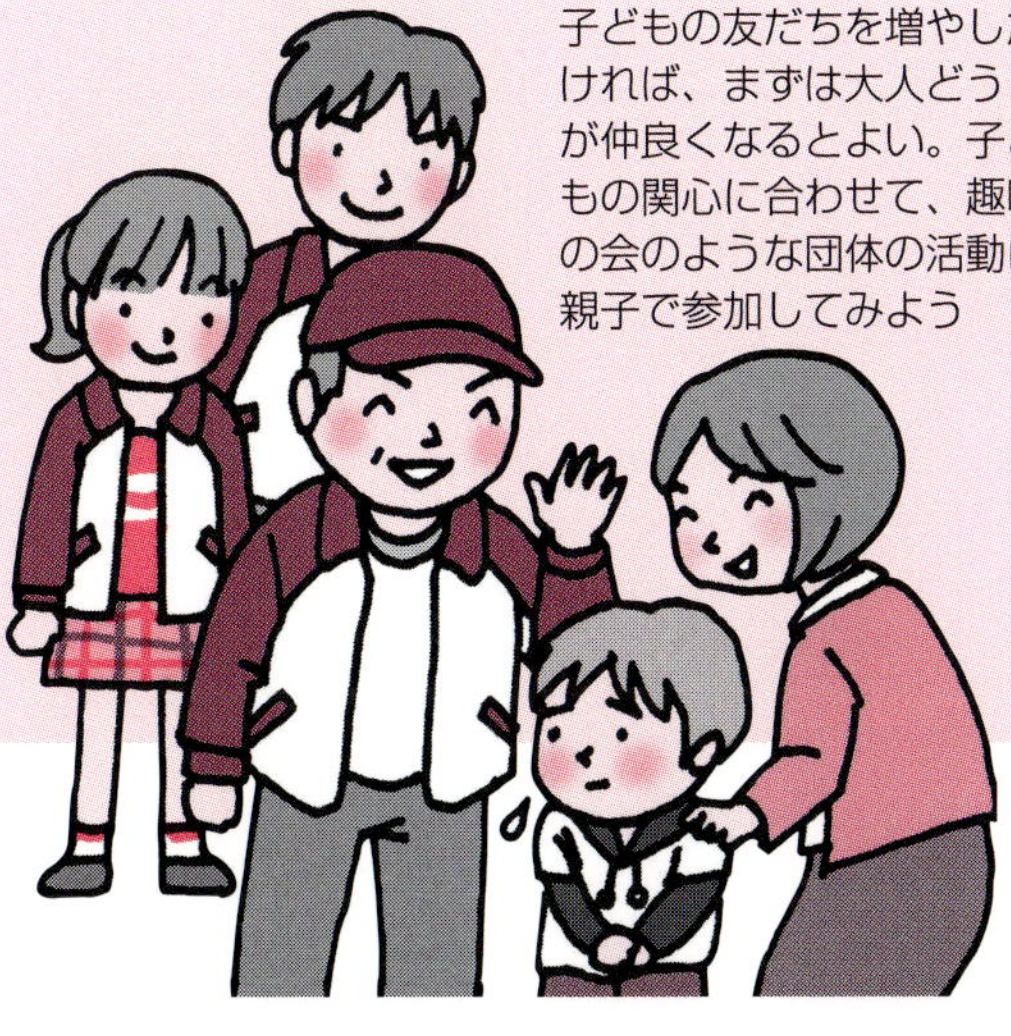

子どもの友だちを増やしたければ、まずは大人どうしが仲良くなるとよい。子どもの関心に合わせて、趣味の会のような団体の活動に親子で参加してみよう

支援のしかた①

個性に添ったやり方で意欲を引き出す

どんなことに取り組むにせよ、周囲が押し付けているだけでは支援になりません。子ども自身への動機づけ、つまり子ども自身が「やってみよう」と思えるような働きかけが必要です。

「感動体験」がポイントに

「うれしい！」「楽しい！」「素晴らしい！」などポジティブな感動をともなう体験は、「もっと、がんばろう」という意欲を高めます。

ADHDがある（その傾向がある）場合

みんなに注目されてほめられる、自分が評価されるという経験は、よい行動を引き出す刺激剤になります。よい行動をしたときには、すかさずほめる（→66ページ）、ほめる機会を増やすために、すぐにできる課題を意図的に多く与える（→68ページ）、得意なことをいかせる活躍の場を与える、といったことを心がけていきましょう。

ほめられれば素直にうれしいと感じてくれる。よいところを徹底してほめあげる

みんなでできた！

自分が評価された！

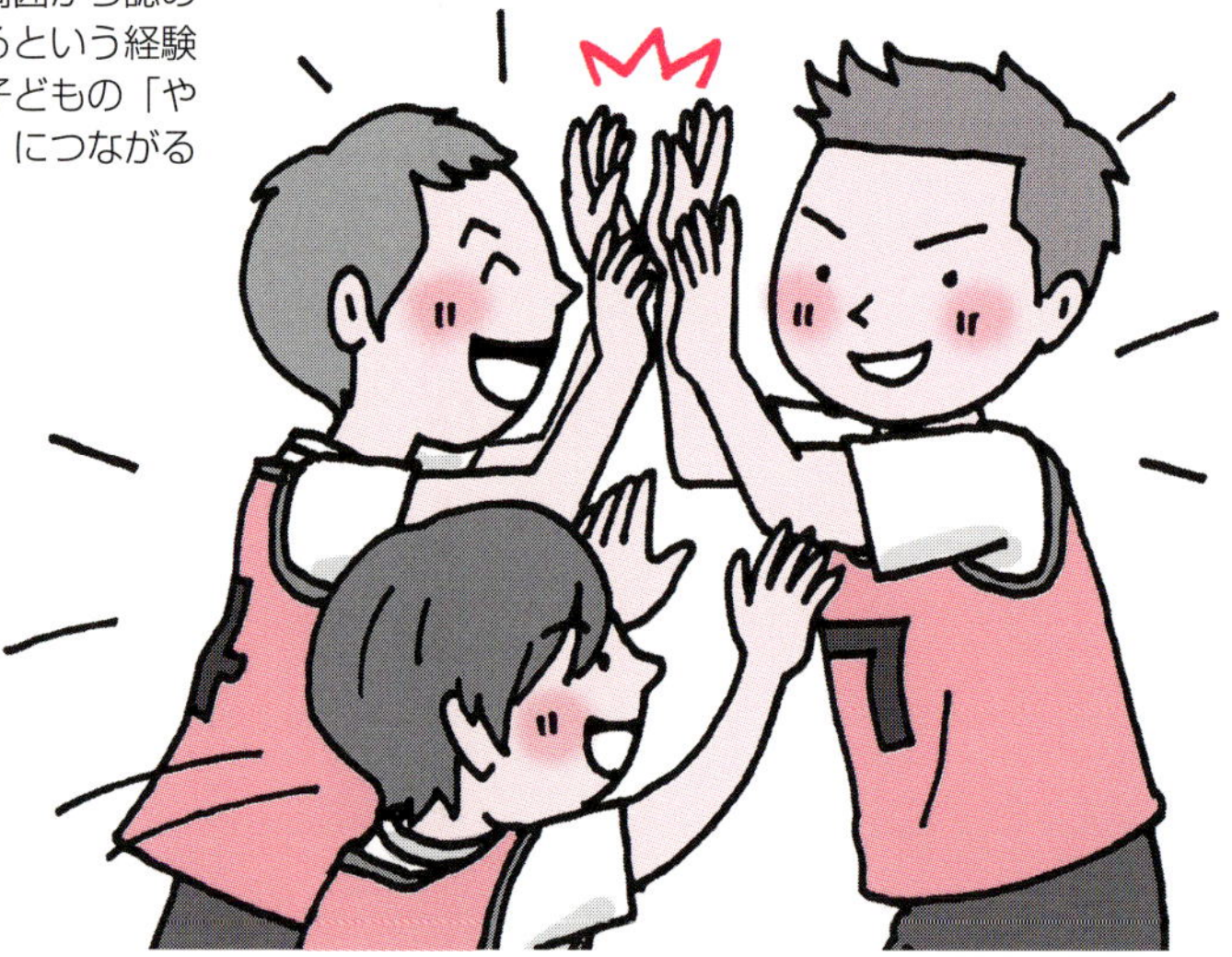

得意分野で活躍し、周囲から認められるという経験も、子どもの「やる気」につながる

子ども自身の「やる気」を引き出すことから始まる

勉強をやろうとしない、学校に行きたがらない、働きもせず、ぶらぶらしている——そんな素行不良の子どもたちにみられる「やる気」のなさは、多くの場合、「がんばってもうまくいかなかった」経験から生み出されています。

子どもが、自分の直面する課題に取り組む意欲をもてなければ、どんな支援も実を結びません。失われてしまった「やる気」を引き出し、子ども自身に「もう一度、がんばってみようかな」と思わせること。行為障害の状態に陥っている子どもたちの教育・指導は、そこから始まるのです。

自閉症、アスペルガー症候群がある（その傾向がある）場合

本人の関心があるものへ、まずは指導する側が歩み寄る

興味・関心の幅が限られていて、それ以外のことにはほとんど無関心。むやみにほめるだけでは、やる気を引き出しにくいという傾向があります。そのような子には、子どもの関心のある分野からアプローチし、徐々に関連する分野へと興味の幅を広げられるように働きかけていきます。

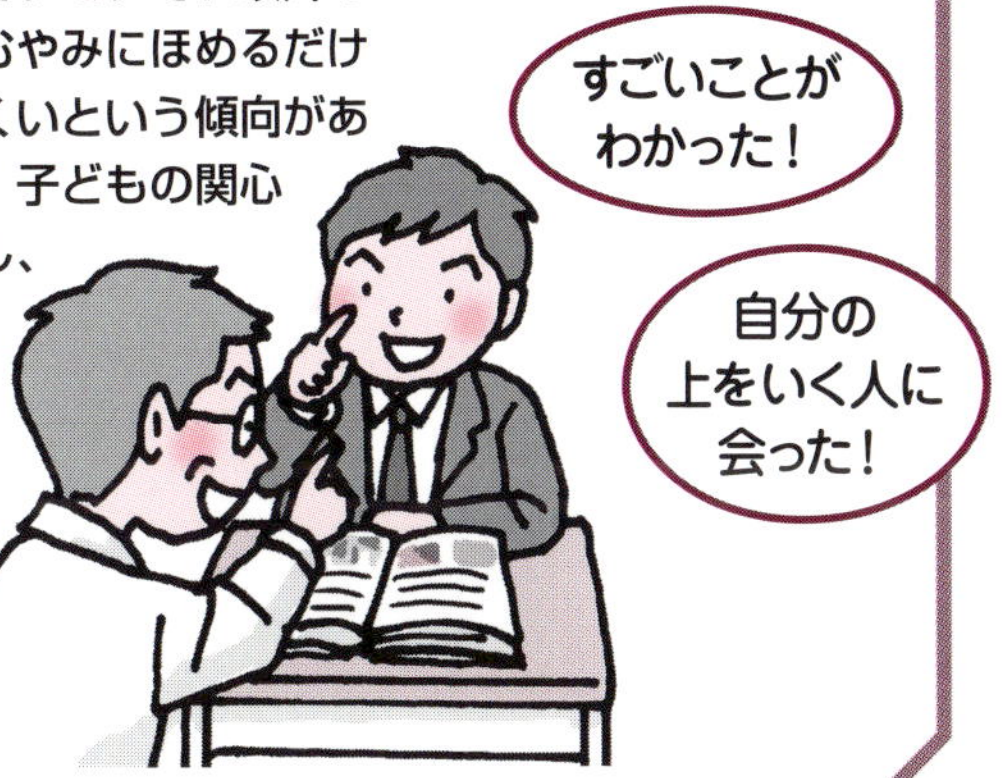

すごいことがわかった！
自分の上をいく人に会った！

相当にマニアックであることが多いが、だからこそ、どこからアプローチすればよいかわかりやすい

LDがある（その傾向がある）場合

特性に合わせて教材や教え方を工夫。わかる喜びを与えることが大切

学習内容が理解できないまま学年が進み、「勉強ぎらい」の状態になっている子が大半です。まずは、いやになっている勉強に対して、もう一度、「やってみよう」と思わせる工夫が必要です。

そのためには、小学校の高学年なら高学年の、中学生なら中学生の勉強内容のなかで、その子が理解できる課題を与え、「学年相応の勉強がわかった！」という経験を積ませていきます。勉強の遅れを挽回するために、小学校低学年の学習課題から順を追って教えていくのは、次の段階で考えればよいことです。

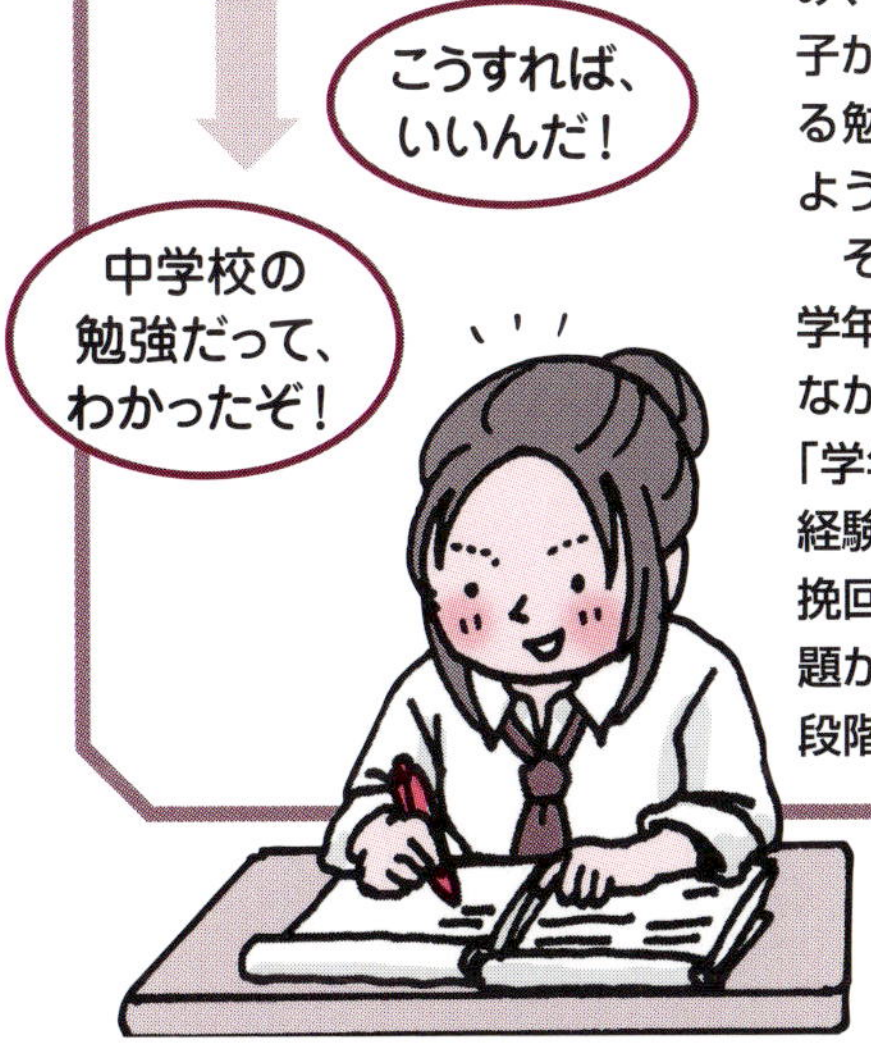

こうすれば、いいんだ！
中学校の勉強だって、わかったぞ！

支援のしかた②

家庭や学校で約束を守る練習をする

約束を守れるかどうかは、人と人との信頼関係を築くうえで大事な要素のひとつ。子どもと約束事項を取り決め、それを守れるように練習する約束指導を取り入れてみましょう。

約束の範囲に注意する

約束にはさまざまなレベルのものがあります。家庭や学校でおこなう約束指導での約束に、社会的に必ず守らなければならないルールは取り入れません。

約束指導の対象

起床・就寝の時間、食事をするときのルール、勉強についての取り決め、小遣いの額や使い方など、生活全般にわたる約束事。子どもとのやり取りのなかで、「これについては、こうしよう」と決めていけるものを対象にします。

↓

約束破りも
あり得ると見越したうえで、
指導していく

交渉の余地のない「社会的にしてはならないこと」は、約束指導の対象にしない

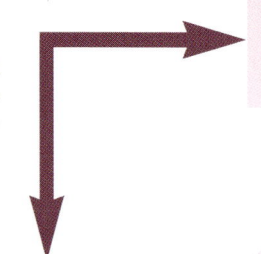

禁止事項

万引き、傷害のような社会的に禁止されている行為について、「それをしない」というのは約束以前の問題。約束指導の対象には適していません。

→

禁止事項を破った
場合には、別途対応が必要
→74ページ

約束破りを想定したうえで対応する

社会に出てからの約束違反は、大きな制裁をこうむる危険性があります。約束を守る練習を重ねておきたいところです。

「この時間までにやる」「これはしない」など、子どもに与える指示も約束の一種ですが、多くの場合、保護者や教師が一方的に決めるもの。子どもが納得せず、約束を守らない、指示に従わないという事態もめずらしくありません。

そこで、約束指導をおこなう際は、子どもとの合意のもとで進めていきます。家庭や学校は練習の場です。練習の段階では、子どもが約束を破ることも想定したうえで、接していきます。

約束を守りやすくする工夫

約束指導は、子どもが約束を破ってしまったときの対応が重要です。「約束を破ったな！」と叱るだけでは意味がありません。子どもが約束を守りやすくする工夫を重ね、「約束を守れた」という経験を積ませることを考えます。

約束の内容を決める

子どもに「約束させたい」と思うことのなかで、「これならできる」と子どもが納得して受け入れられるものを、約束事として取り決める

学校では

- みんなと協力して掃除をする
- 提出物を期限までに出す　など

家庭では

- 朝は○時に起きる
- 食事中は携帯電話の電源を切る　など

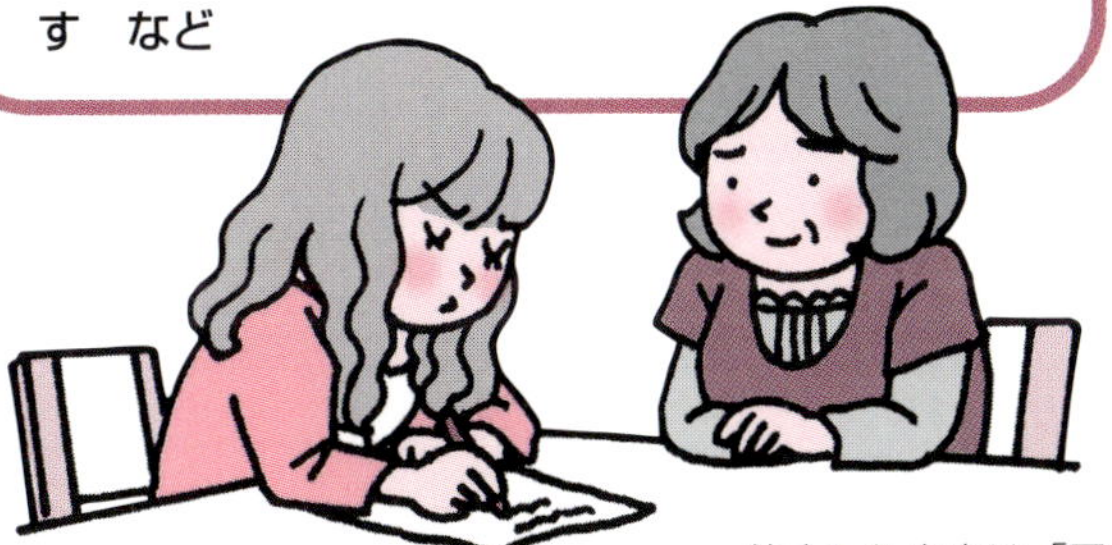

約束した内容は「同意契約書」として書面にしておくと、子どものなかにも「守らなければならない」という意識が高まる

期間を区切る

約束は新鮮さを失うと守りにくくなってしまう。3日～1週間単位で期間を区切るのが効果的

守れた

なんらかの形で子どもが「ほうび」を得られるようにする。点数やシールなどで図示できるようにするとよい。約束期間を超えて同じ内容の約束を続けたいときには、契約更新の手続きをする

守れなかった

ルール違反があっても、即座に罰則を与えるのではなく、「2回までは警告だけにとどめる」などと取り決めておく

罰則

学校では「宿題（係の仕事）を増やす」、家庭では「夕食後の食器洗いをする」など、あらかじめ子どもと話しあって罰則を決めておく。ただし、「守れなかったとき」の取り決めを多くつくっておき、実際には罰則になかなか到達しないようにする

約束の見直し

約束が守れない場合には、約束設定を見直し、守りやすい内容に改める

- 掃除を最後までやらない→自分の担当が終わったら報告する
- 携帯電話の電源を切らない→自分の部屋で充電しておく

特定の約束に指導者がこだわると、約束指導はうまくいかない。むしろ、短い期間でもよいので、いろいろな約束を守れたという経験を重ねることが、約束を守る練習になる

支援のしかた③

目の前で起きる観察可能な行動を対象に

子どもの行動を改善させたい場合には、行動が起きるその場で指導をするのがもっとも効果的です。指導する大人の目が届く範囲のことを対象に、指導をくり返していきます。

日常の適切な指導が犯罪行為の予防につながる

困った行動が多い子どもに対し、「自分の目の届かないところで法に触れるようなことをしでかさないか」と不安に思っている人も少なくないでしょう。しかし、「夜遊びはするな」「盛り場には行かないように」などという注意が、子どもの行動の改善につながることはめったにありません。

目が届かないところでの行動に気をもむより、今、やるべきは目の前の行動についての適切な指導です。日常生活のなかでの約束事を守らせるのは、小さなことのように思えます。しかし、そうした指導の積み重ねが、犯罪行為の予防につながっていくのです。

指導目標とする課題を見直す

指導は、特定の行動を増やしたり減らしたりすることを目標に進めていきます。行動とは生きているからこそできること。人形やぬいぐるみでもできることを指導目標とするのは不適切です。

適切な課題かチェック

設定した課題は人形やぬいぐるみにもできることか？

●席を立つときには先生に許可を求める
●発言の前に手を挙げる
●ものを借りるときには、持ち主に使ってよいかどうか聞く

↓

人形やぬいぐるみにはできない

↓

具体的な指導目標にしてもよい

●じっとしている
●立ち歩かない
●黙っている
●勝手に人のものをとらない
など

↓

人形やぬいぐるみでもできる

↓

指導目標としては望ましくない

行動が起きるその場で指導する

子どもの問題行動は、あらゆる場面で生じます。そうした行動に対しては、その場で適切な行動に切り替えられるように指導していくことが大切です。

とくに発達障害がある子どもは、特別な場所で指導されたことを実際場面での行動に結びつけられるほど、器用ではないことに配慮してあげましょう。

家庭

リビングで起こることはリビングで、
食卓でみられる行動は食卓で、
子どもの部屋で起きることは子どもの部屋で解決をこころみる

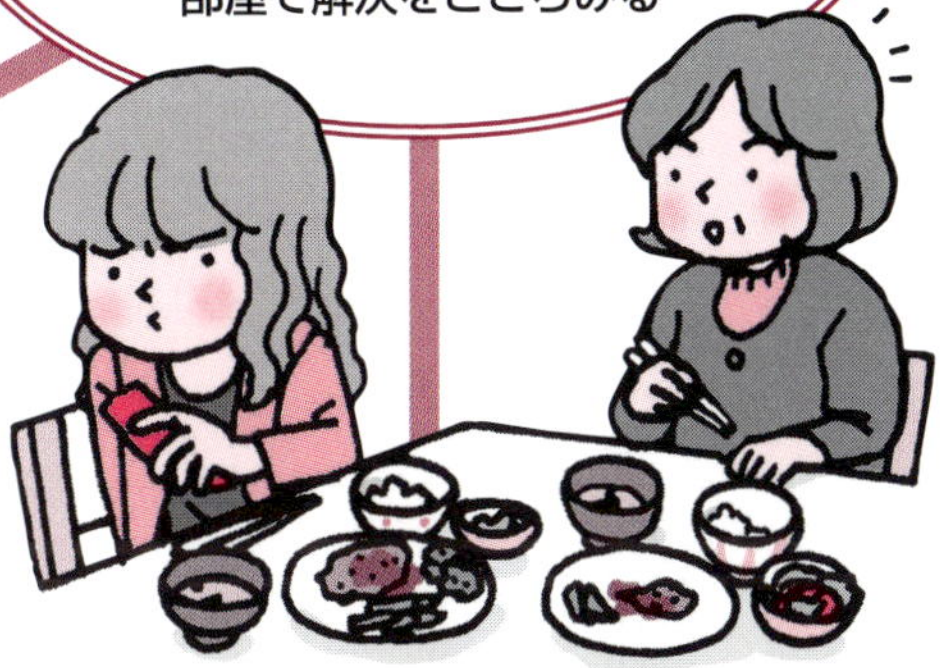

「携帯電話は食事のときは自分の部屋に置いておく」という約束に違反があれば、その場で約束違反であることを通告する

学校

教室で起こることは教室で、
廊下で起こることは廊下で、
校庭で起きることは校庭で指導されるのが、
子どもはいちばん納得しやすい

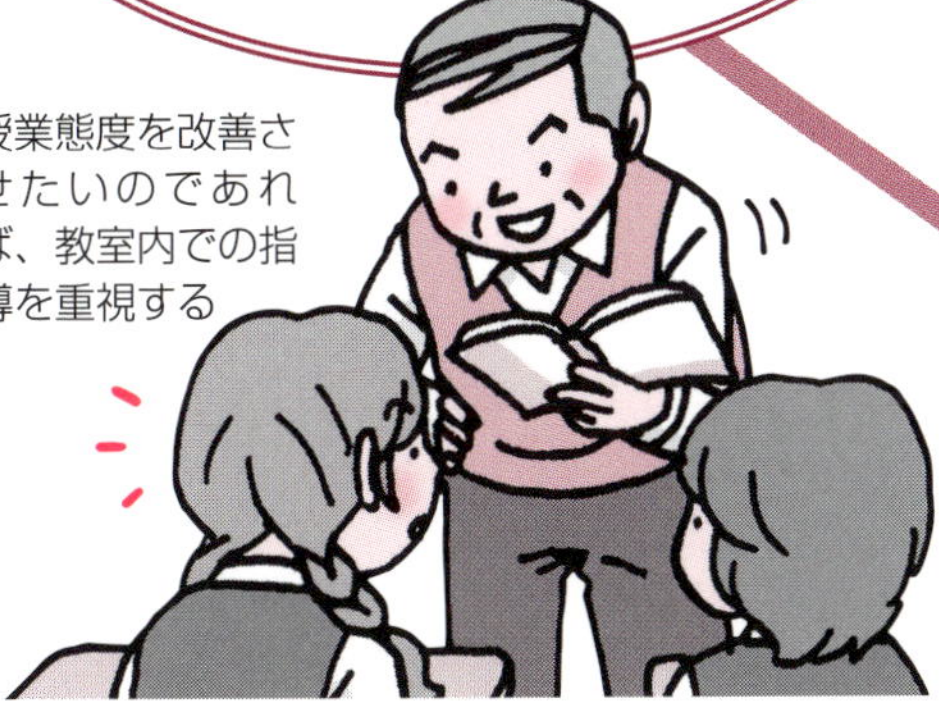

授業態度を改善させたいのであれば、教室内での指導を重視する

個別の相談の場

子どもに混乱が生じているときは、
一対一で子どもの気持ちを聞いたり、
今後、どうすればよいかをじっくり話しあったりする機会をもつことも大切

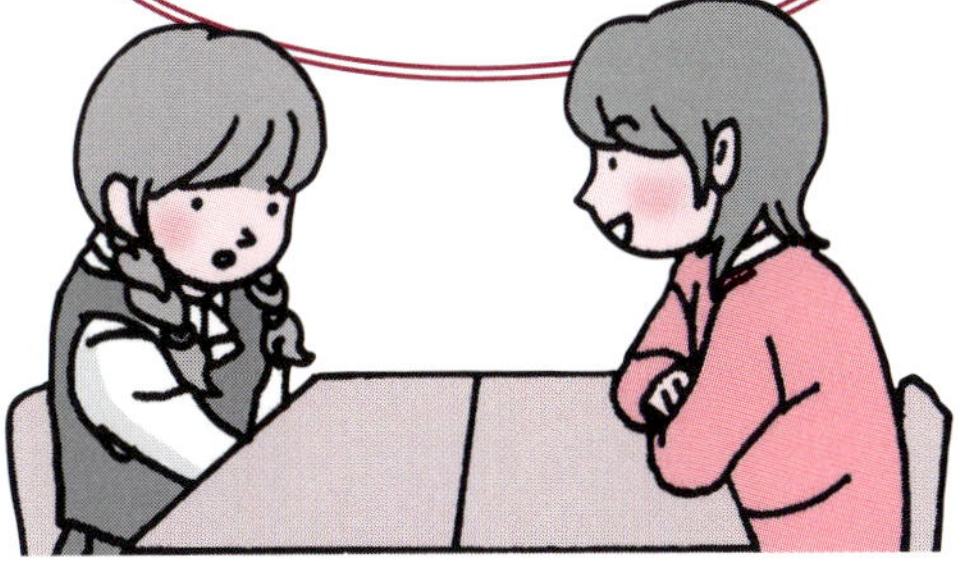

個別での相談は、子どもの内面を整理するうえでは役立つ

個別指導に時間をかけすぎない

問題行動への対応策として、個別の相談に時間をかけすぎるのは考えものです。相談者との間に深い信頼関係を築くことはできても、集団生活の場面で、そうした個別の関係は活用しにくいからです。

行為障害の子が学ぶべきは、集団のなかでの行動スキルです。子どもの混乱が落ち着いたら、集団のなかでの指導に戻していきます。

支援のしかた④

「ダメ！」と言う前にほめるチャンスをいかす

行為障害の子どもといえども、四六時中、困った行動をくり返しているわけではありません。よい行動をしたらほめて、きちんと評価します。そうすることで、望ましい行動が増えていきます。

目標達成は気分のよい方法で

望ましい行動をとらせようとするとき、枠からはずれた行動がみられたときに叱ってもとの状態に戻す方法もあれば、望ましい行動を維持させる働きかけをする方法もあります。どうせなら、気分のよい手段を使うほうが、子どものゆがみは生じにくくなります。

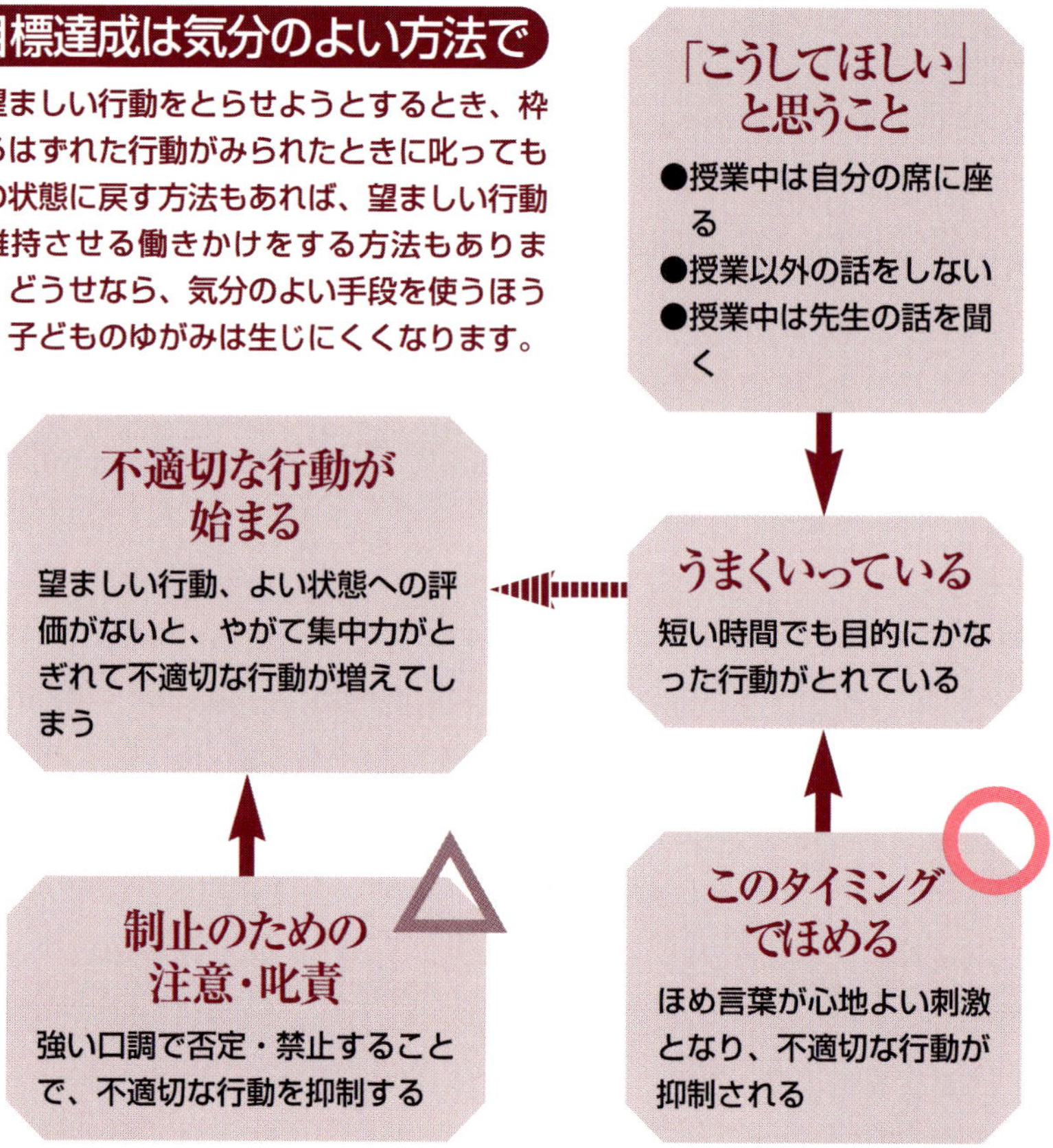

「こうしてほしい」と思うこと
●授業中は自分の席に座る
●授業以外の話をしない
●授業中は先生の話を聞く
うまくいっている
短い時間でも目的にかなった行動がとれている
不適切な行動が始まる
望ましい行動、よい状態への評価がないと、やがて集中力がとぎれて不適切な行動が増えてしまう
このタイミングでほめる
ほめ言葉が心地よい刺激となり、不適切な行動が抑制される
制止のための注意・叱責
強い口調で否定・禁止することで、不適切な行動を抑制する

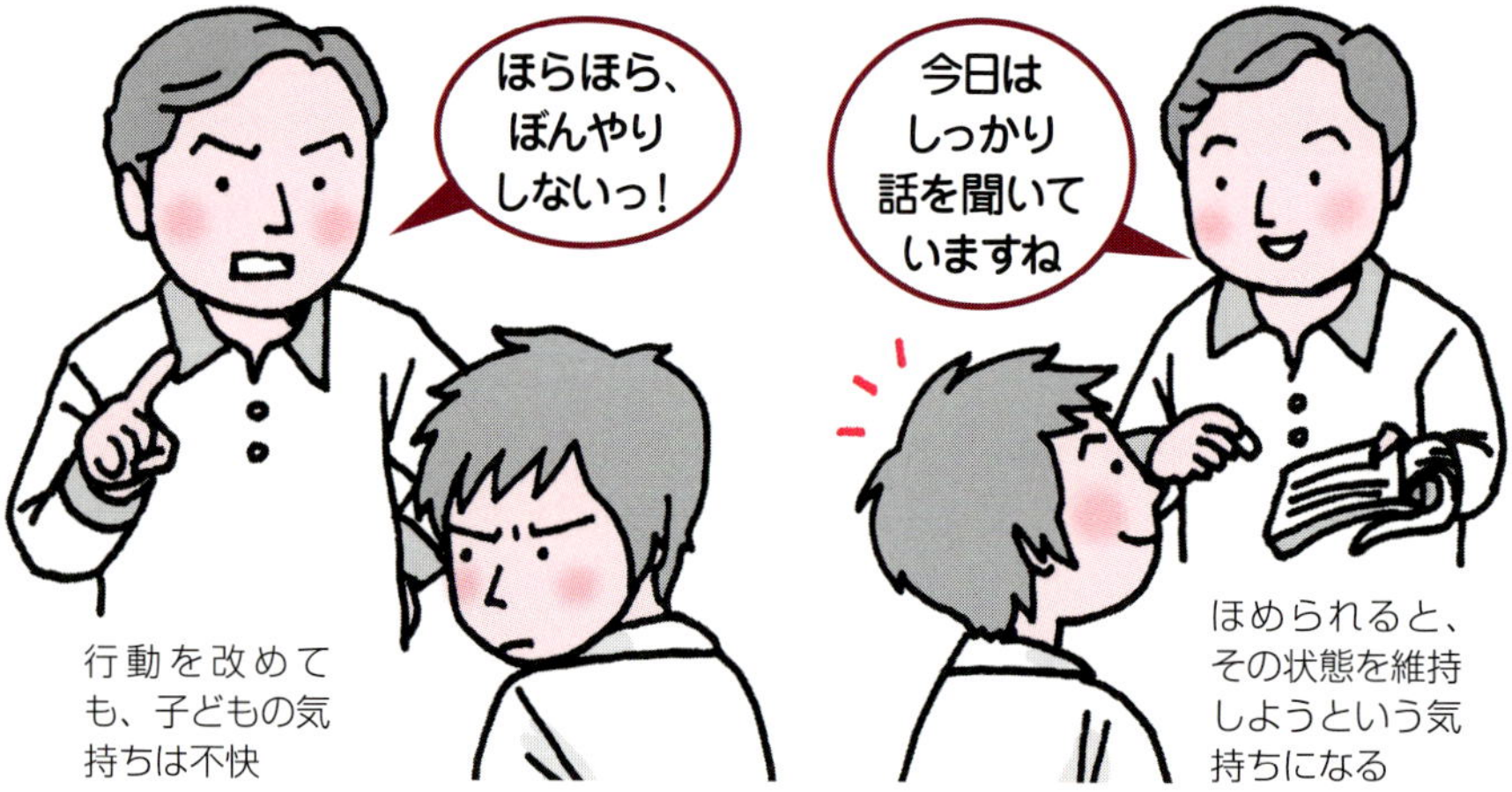

ほらほら、ぼんやりしないっ！
今日はしっかり話を聞いていますね

行動を改めても、子どもの気持ちは不快

ほめられると、その状態を維持しようという気持ちになる

よい行動を増やしたければ徹底してほめる

子育ての極意として、よく「ほめて子どもの力を伸ばそう」などといわれます。「ほめようにも、ほめられない行動ばかり」という目でみられがちな子どもでも、四六時中、周囲を困らせる行動を起こしているわけではありません。

よくない行動がどんなときに起こるのかを把握しておくと、子どもが落ち着いて、気分よく過ごしている「よい状態」がみえてきます。そのときを見逃さずにほめあげていくことで、子どものよい行動は確実に増えていきます。

よい行動が増えれば困った行動は減る

よい行動、よい状態が増えれば、必然的に、同一時間内で問題視されるような行動をとる機会は減っていく可能性が高まります。子どものよい行動を後押しすることは、結果的に、困った行動の減少にもつながっていきます。

「ほめられないとやらない」状態をさけるには

社会のなかでは、不適切な行動をしないのが当たり前。当たり前のことをしているだけでは、なかなかほめられません。そこで、「ほめ過ぎ」の状態から徐々に脱する工夫も必要です。

ほめる回数を徐々に減らす

よい行動をしたとき、よい状態にあるときに、つねに評価し、ほめあげる状態から、評価する間隔を、少しずつ伸ばしていきます。

その都度ほめる ▶ 授業時間の終わりにほめる ▶ 1日の終わりにほめる

ほめ方を変える

言葉に出さなくても、子どもが「自分の言動が好ましく受け止められている」と感じられればよいのです。ほめられる経験を重ねた子どもには、視線を合わせてニッコリほほ笑むだけでも、意図が十分に伝わります。

よい状態が続いている子どもに、視線を向けてニッコリほほ笑む
ほかの子どもがうらやましそうにしていたり、「〇〇くんだけ、ずるい」などと発言したりする場合は、その子にも同じように「ほめる」指導をおこなう
子どもは自分が肯定されていることを自覚できる

支援のしかた⑤

すぐに実行可能な指示・課題を出す

ほめる機会を増やすには、ほんの数秒から長くても数分で終わる課題を意識的に与えていくことが有効です。小さな達成感の積み重ねが、子どもの自信につながります。

ほめる機会が自然に増える

ただ待っているだけでは、子どものよい行動はなかなか起こりません。ほめる機会を増やすには、やろうと思えばすぐに実行可能な指示・課題を意識的に与えていくことが有効です。

ごく簡単な頼みごとなら、よほど機嫌が悪くないかぎり、子どもはたいてい指示に従うでしょう。やり遂げたら、すかさずほめてください。人になにか頼まれる、頼まれたことをやり遂げる、それによって感謝された、ほめられたという経験を通じて、子どもは達成感を味わうとともに、周囲とのコミュニケーションを深めていくことができます。

課題の解決は達成感に結びつく

どんな課題であれ、やらなければならない課題を成し遂げたあとには、「できた！」という達成感や満足感が味わえます。

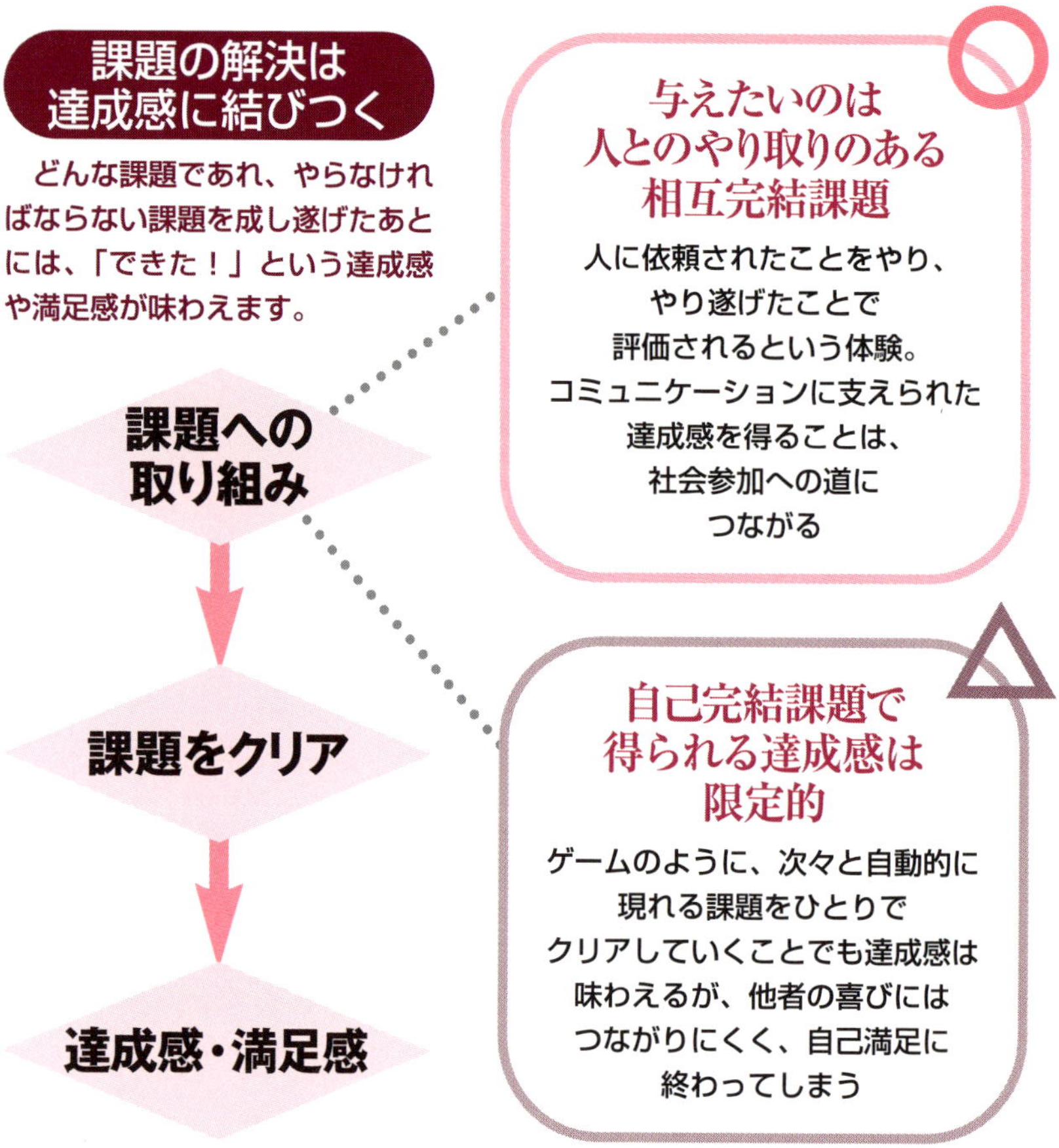

課題への取り組み
課題をクリア
達成感・満足感
与えたいのは人とのやり取りのある相互完結課題
人に依頼されたことをやり、やり遂げたことで評価されるという体験。コミュニケーションに支えられた達成感を得ることは、社会参加への道につながる
自己完結課題で得られる達成感は限定的
ゲームのように、次々と自動的に現れる課題をひとりでクリアしていくことでも達成感は味わえるが、他者の喜びにはつながりにくく、自己満足に終わってしまう

指示に従う練習にもなる

小さな課題を少しずつ与えていくことは、子どもがしかるべき立場の人からの指示に従う練習にもなります。

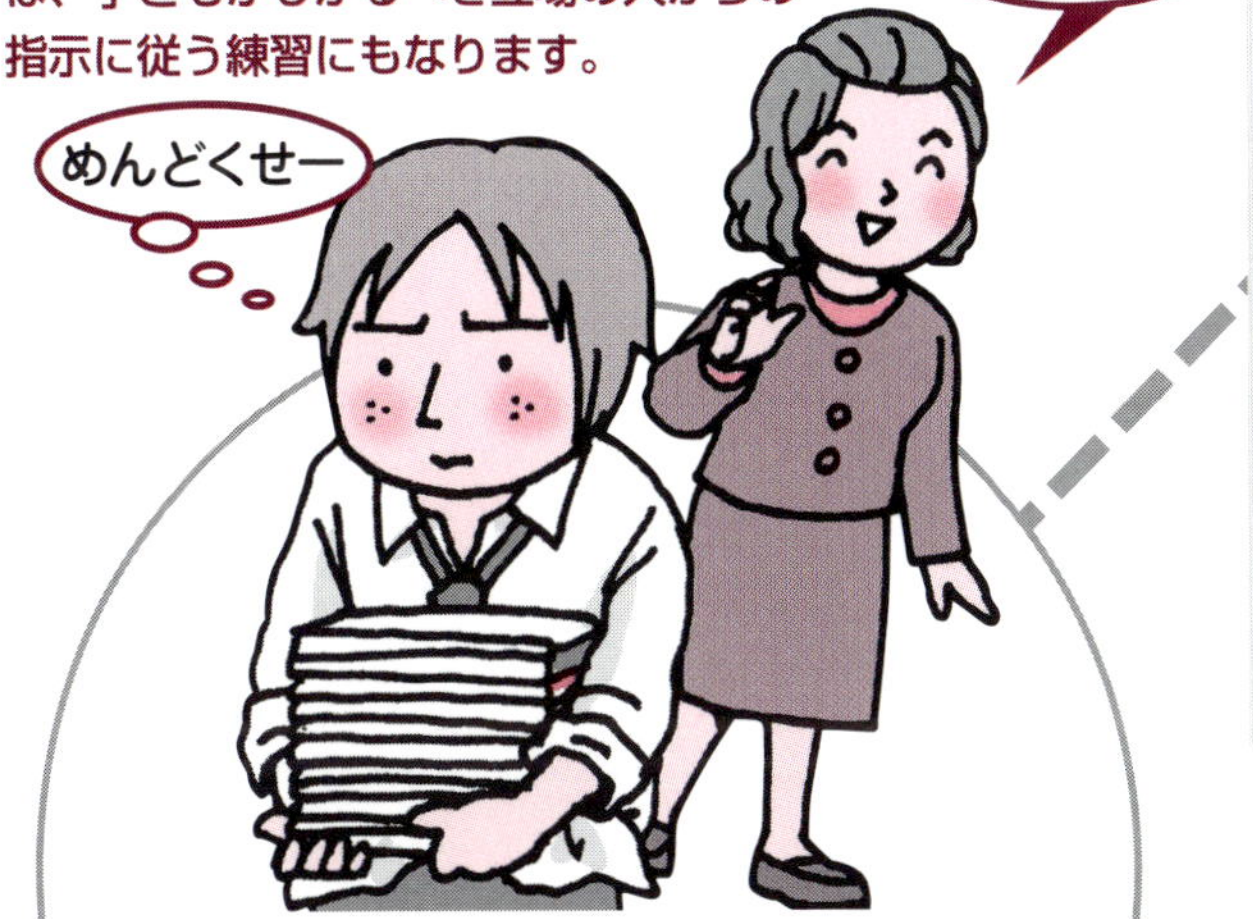
お願いね
めんどくせー

すぐにできることなら、渋々であっても「しかたがない」と取り掛かる子どもが多い

コミュニケーションが生まれる

指示、あるいは依頼をする人との間に、やり取りを通じたコミュニケーションが生まれる

すぐに完結する指示を出す

やろうと思えばすぐにできる、簡単な課題を与える

■学校で

「このモップ、掃除道具入れにしまってくれる？」

「このプリントを配ってください」

「この本を、図書室に戻してきて」

■家庭で

「このお皿、テーブルにもっていって」

「棚の荷物を下ろしたいから、受け取ってくれる？」

指示どおりにできる

どんなに簡単なことでも、指示どおりにできたら、きちんとほめたり、感謝の気持ちを表したりする

達成感

子どもは、指示どおりでき、自分のおこないが評価されたことで達成感、満足感をもつ

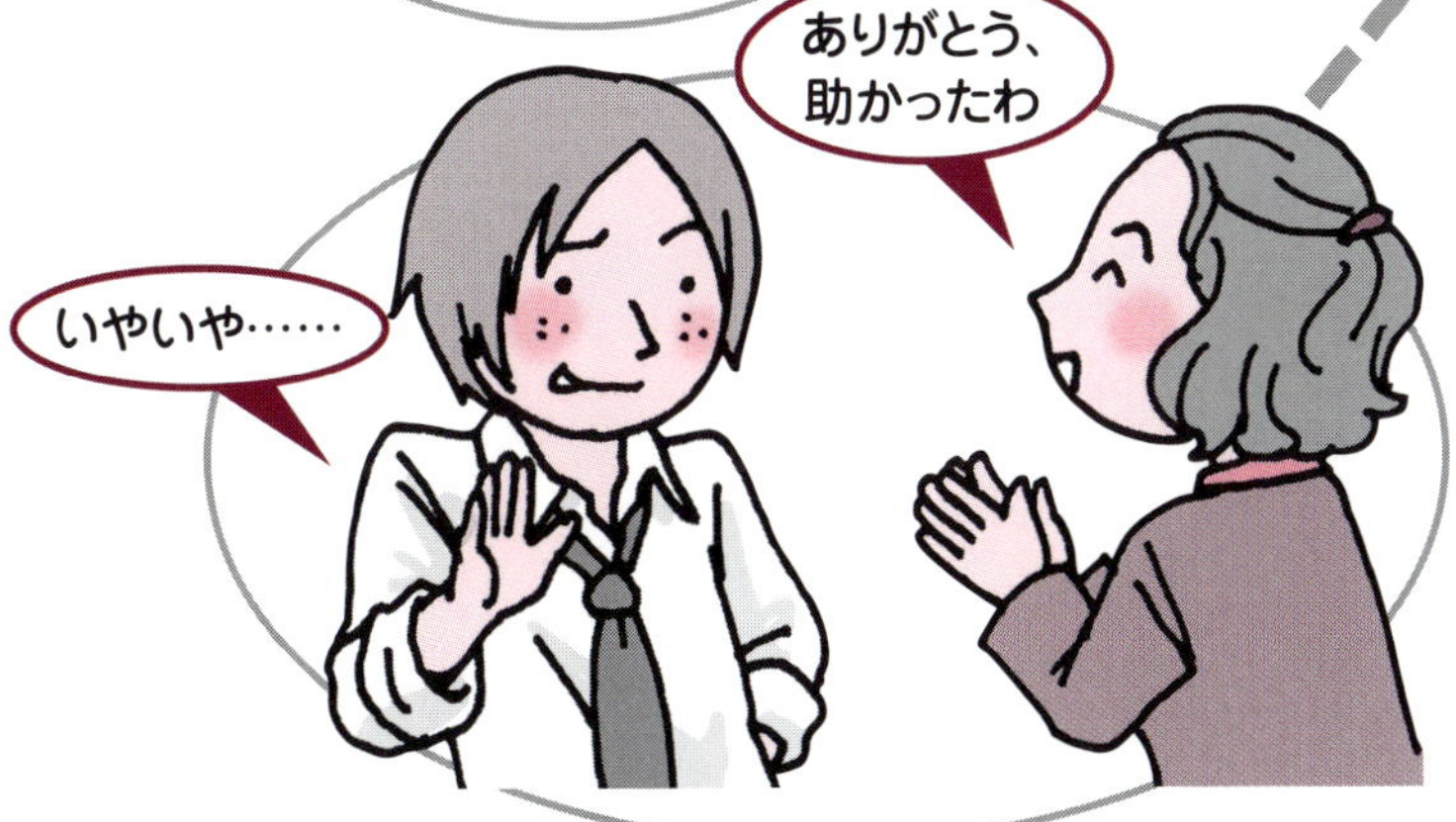
ありがとう、助かったわ
いやいや……

簡単にできることでも、思い切りほめあげる。ほめられることで、子どもは自分のしたことを肯定してもらえたと感じ、次のよい行動につながっていく

実行可能な指示は究極の約束指導になる

支援のしかた⑥

基本的な社会的スキルを磨く

あいさつやお礼の言葉は、他者とうまくやっていくための基本的な生活術、社会的なスキル（技術）のひとつ。社会的スキルを身につけることで、周囲との摩擦が減っていきます。

円滑な社会生活を送るために必要なスキル

社会生活のなかでは、「こんな場面では、こうふるまう」と期待される行動があります。こうした社会的行動のスキルを身につけておくことが、社会性を獲得する基礎になります。

失敗したときや、周囲に迷惑をかけたとき、「あやまり方のスキル」が不足しているために、状況をさらに悪化させてしまうことが多い

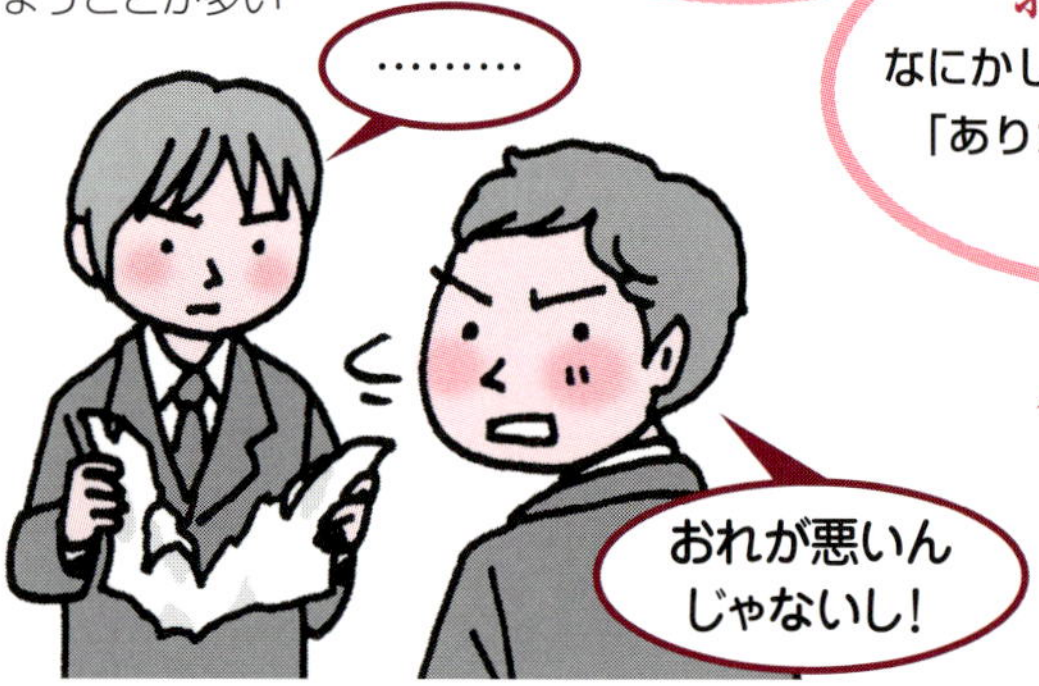

………
おれが悪いんじゃないし！

あいさつをする
場面や相手との関係によって、適切な言葉を選んではっきり言えるか

頼みごとをする
「やってほしい」と思うことを、だれに、どんなふうに伝えるか

あやまる
人に不快な思いをさせたときに、「ごめんなさい」と言えるか

お礼を言う
なにかしてもらったときに、「ありがとう」の言葉を言えるか

これらの要素がそろってはじめて社会的スキルとして機能する

それぞれのスキルを構成する要素

話し方
適切な声の大きさで、はっきり話す

聞き方
相手の返答を正確に理解する

姿勢
相手に不快感を与えない姿勢を保つ

ジェスチャー
言葉だけでなく、手振り、身振りをまじえて、気持ちを伝える

表情
その場にふさわしい表情をとれる

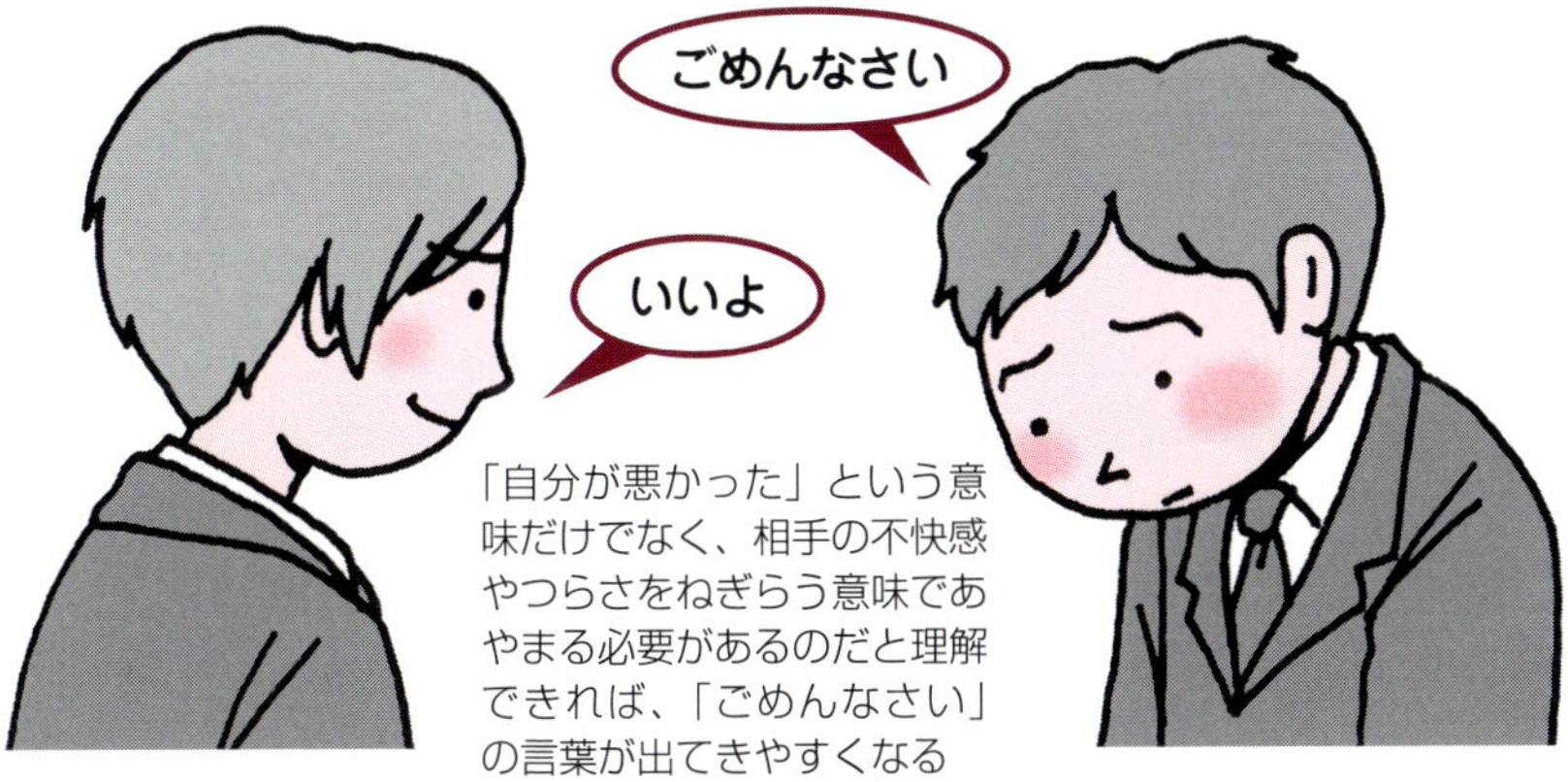

「自分が悪かった」という意味だけでなく、相手の不快感やつらさをねぎらう意味であやまる必要があるのだと理解できれば、「ごめんなさい」の言葉が出てきやすくなる

実生活でいかせるようにする

いくら「あいさつしなさい」「ありがとう、と言うんだよ」などと教えていても、それだけでは、なかなか身につきません。実際に「使える」スキルにするにはコツがあります。

よくあるつまずき

- スキルを用いる状況はつねに一定ではないため、だれに、どんなタイミングで、どのような言葉をかければよいかわからなくなってしまう
- 「自分のせいではない」という場合に、あやまりの言葉が出てこなくなってしまう

練習と応用

- SST（下記参照）など、意図的な設定で練習したあとに、家庭生活などで活用する機会をつくる
- なぜあいさつが必要なのか、なぜあやまる必要があるのかなど、スキルの必要性への理解を促す

実生活での活用

社会性を育てる基礎になる

問題行動をくり返す子どもの多くは、年齢相応の社会性が身についていません。社会のなかでうまく生活していくための基礎的な力として、社会的スキルを使いこなせるようにしておきたいものです。

非行集団のなかでは、厳しい上下関係を守ることなどが求められたりもしますが、あくまでも集団内での独特のルールです。一般社会で通用するスキルの学び直しが必要です。

特別な場面を設定して練習するSST

「あいさつを言う場面」「あやまる場面」などを意図的に設定し、練習しやすい状況をつくる方法をSST（社会的行動の技能訓練）といいます。とくに発達障害がある子の場合は、日常生活のなかでの指導だけではスキルの習得がむずかしいことも多いため、SSTの実践がすすめられます。

支援のしかた⑦

注意・叱責は事前通告のうえで

ほめるのが大切とはいえ、目の前で展開する問題行動を放置しておくわけにはいきません。かといって、たんに怒鳴りつけるのでは逆効果。ひと工夫が必要です。

状況変化に対応しにくい

周囲を困らせる行動が多い子、とくに行為障害の根底に発達障害がある子どもは、状況の変化に対応しにくい傾向があります。自分が理解しえない状況に陥ったときに、暴言、暴力などの攻撃的な行動が出てしまうおそれがあります。

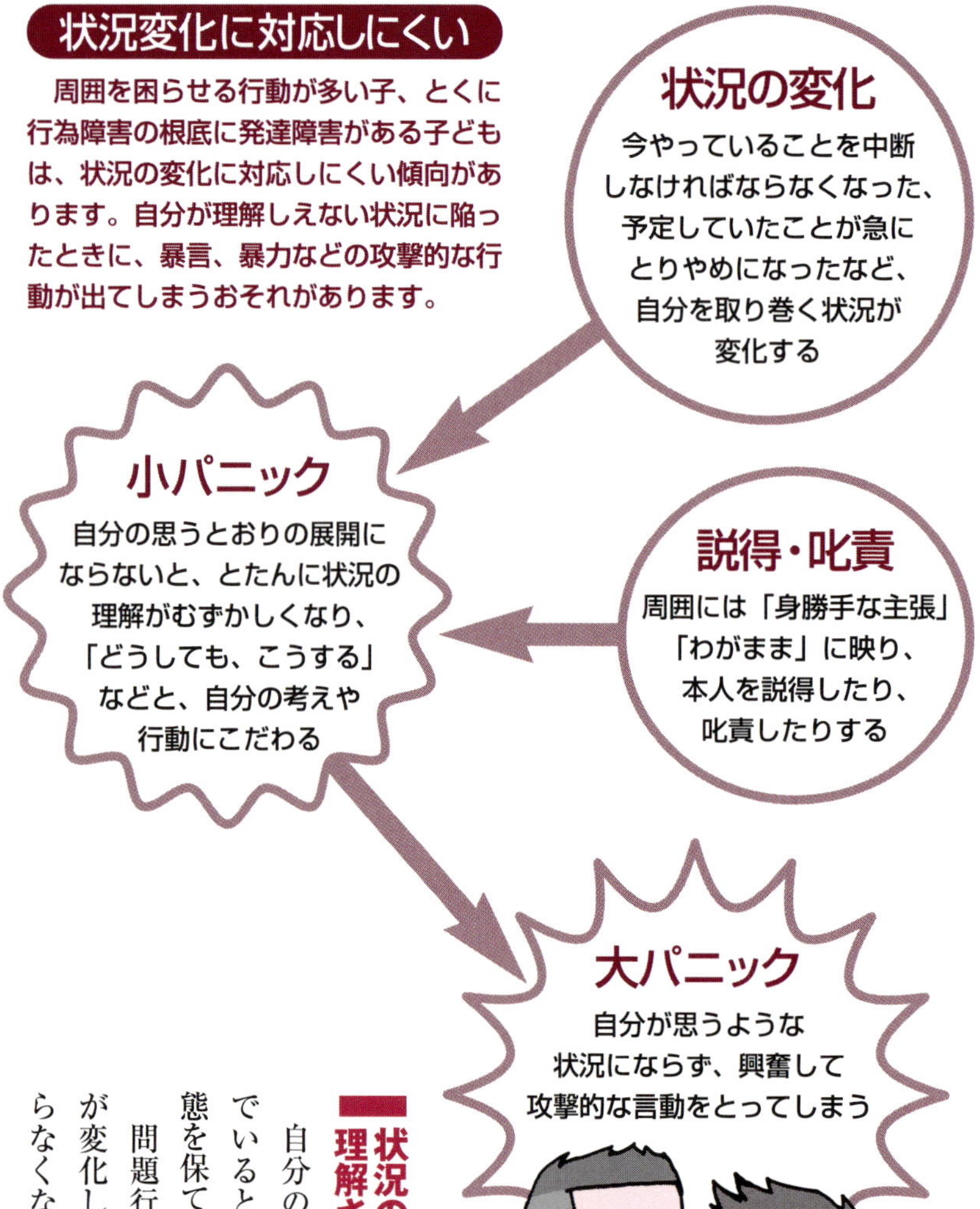

状況の変化
今やっていることを中断しなければならなくなった、予定していたことが急にとりやめになったなど、自分を取り巻く状況が変化する
小パニック
自分の思うとおりの展開にならないと、とたんに状況の理解がむずかしくなり、「どうしても、こうする」などと、自分の考えや行動にこだわる
説得・叱責
周囲には「身勝手な主張」「わがまま」に映り、本人を説得したり、叱責したりする
大パニック
自分が思うような状況にならず、興奮して攻撃的な言動をとってしまう

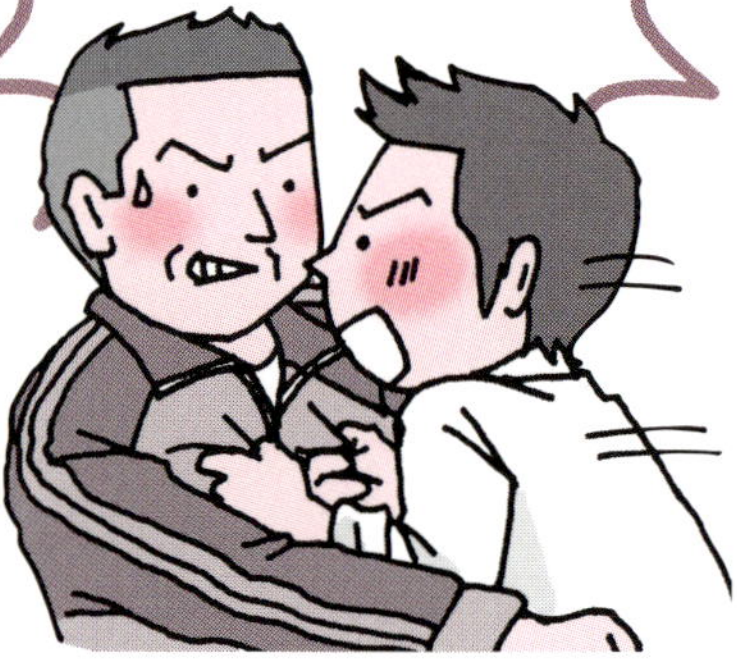

攻撃的な言動は、混乱の現れという側面もある

状況の変化を理解させる

自分の思いどおりにことが運んでいるときには、だれでもよい状態を保てます。

問題行動が出やすいのは、状況が変化し、自分の思うようにはならなくなったときです。行為障害

叱るなら「叱られモード」への切り替えを促してから

状況を判断して、自分のなかでスイッチを切り替えることが苦手な子は、いきなり叱りつけても警戒感を強めるだけ。まずは状況を理解させる手助けをし、その場に適した行動をとれるように促していきます。

制止すべき行動

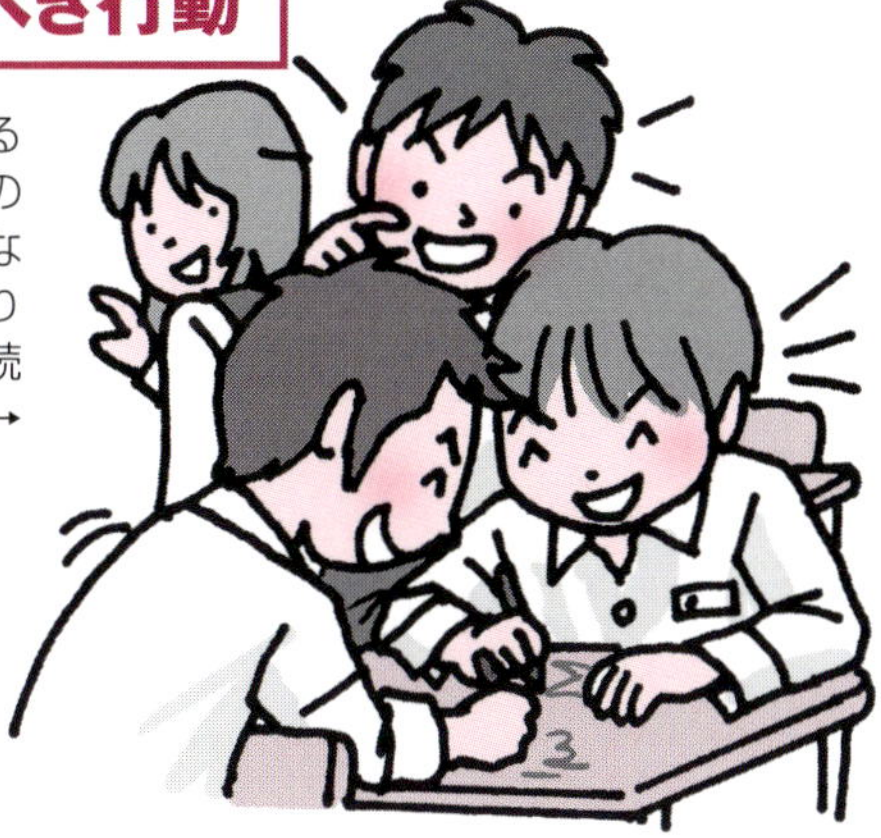

楽しく遊んでいるときには、先生の姿をみても頭のなかのモードが切り替わらず、遊び続けてしまう（→28ページ）

通告

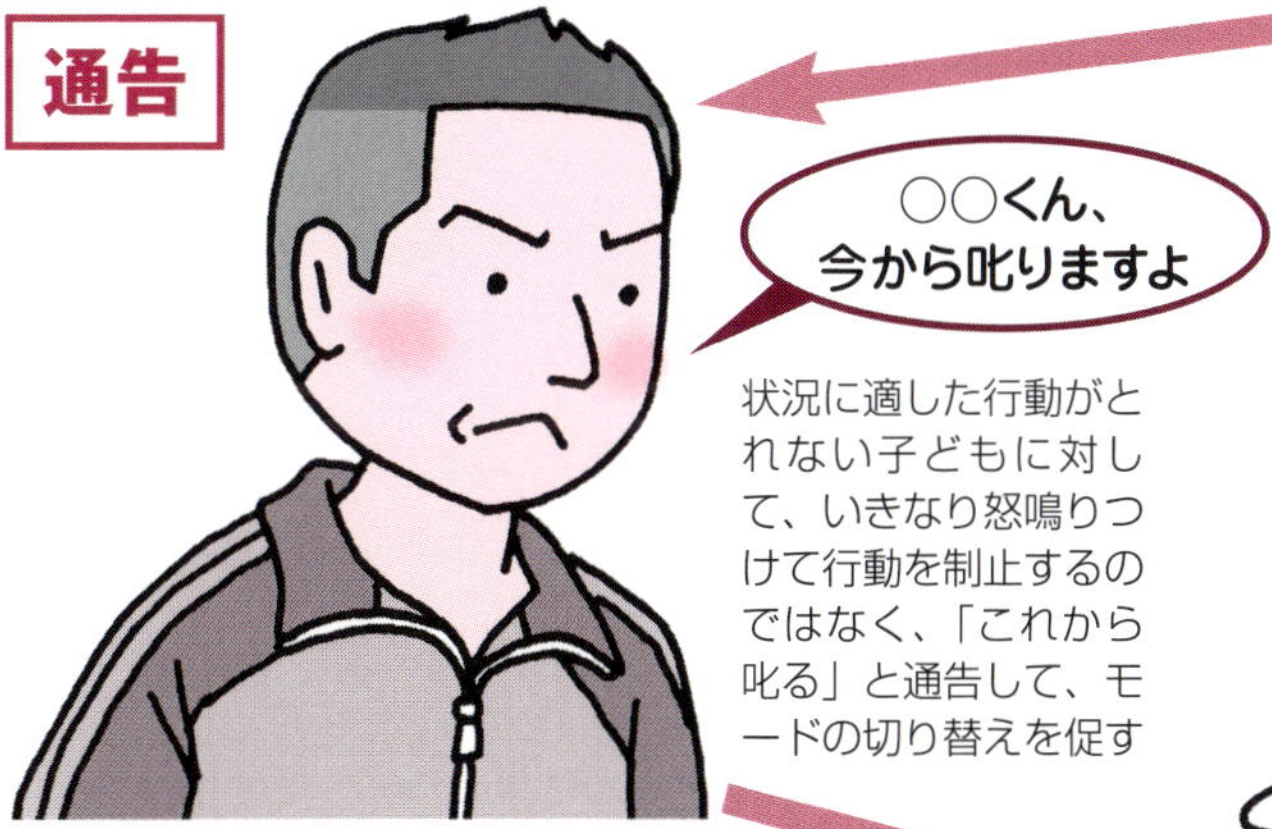
○○くん、
今から叱りますよ

状況に適した行動がとれない子どもに対して、いきなり怒鳴りつけて行動を制止するのではなく、「これから叱る」と通告して、モードの切り替えを促す

気づき

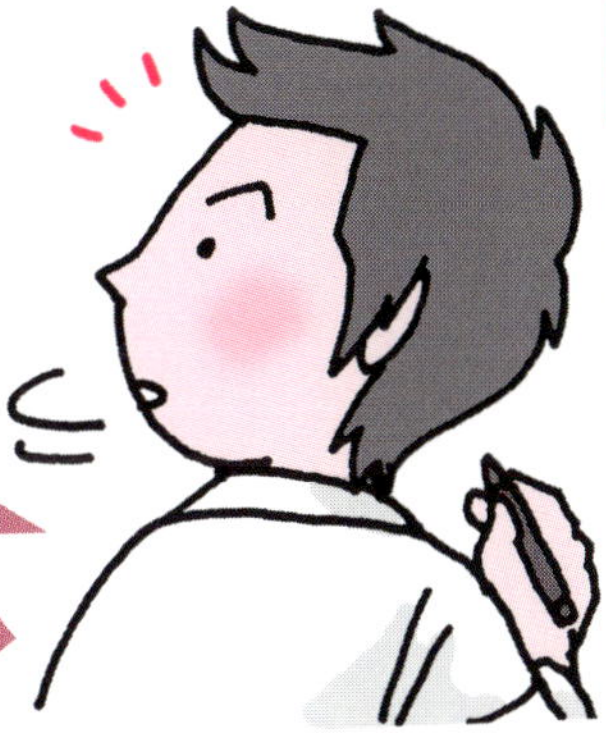

自動的にモード切り替えのスイッチが入らない子でも、通告されれば、「これはまずい」と気づく

行動の制止

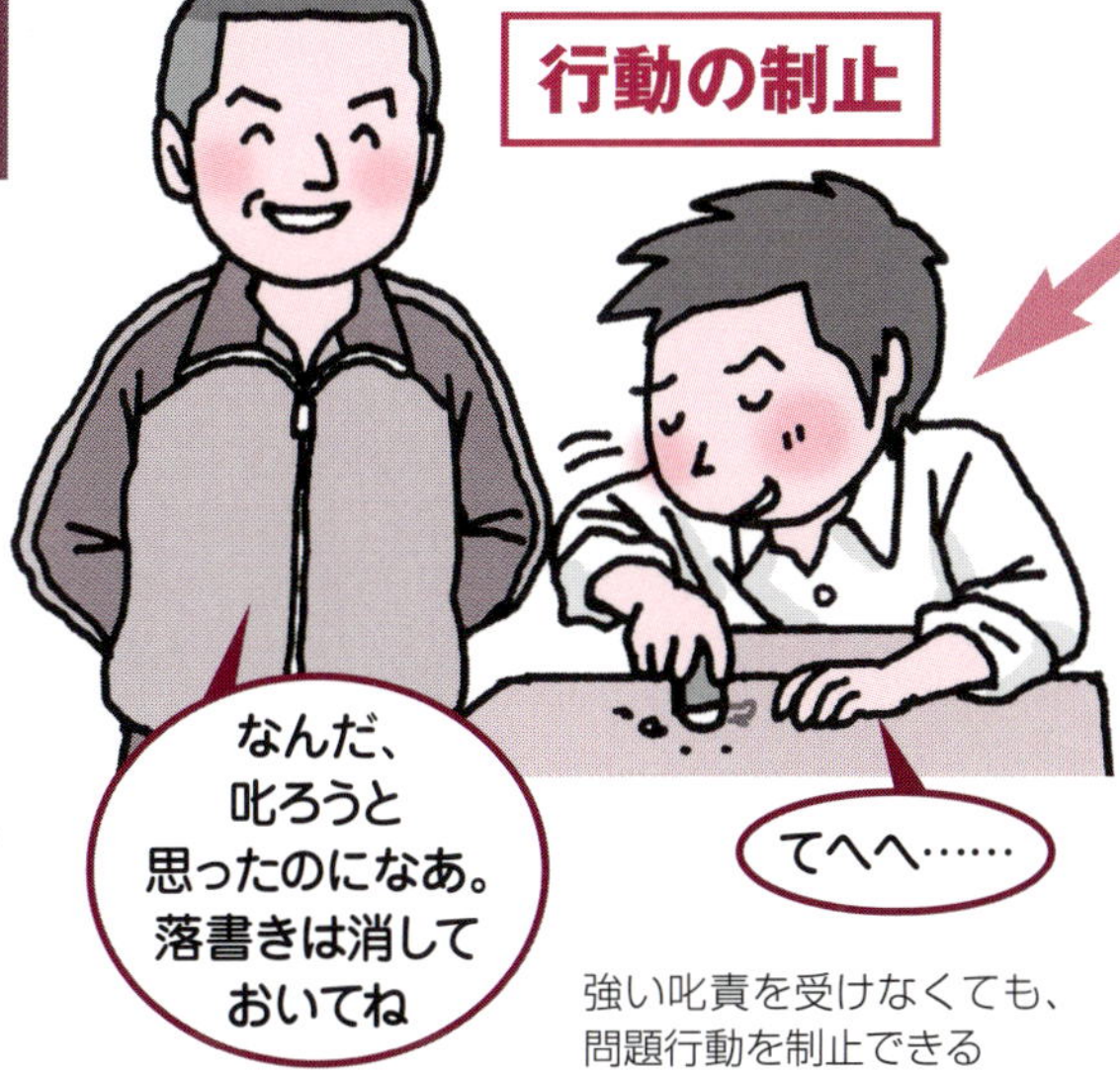
なんだ、
叱ろうと
思ったのになあ。
落書きは消して
おいてね
てへへ……

強い叱責を受けなくても、問題行動を制止できる

の子や、その背景に発達障害がある子は、状況の変化に応じて適切な行動に切り替えることが苦手です。少し思いどおりにならなくなるだけで、パニックを起こしたり、過剰に警戒感を強めたりします。

　このような状態の子を説得しようとしたり、いきなり叱りつけたりするのは逆効果。ますます混乱が高まってしまいます。状況を理解させるように言葉をかけ、状況の変化への対応を助けることが、問題行動の予防につながります。

支援のしかた⑧

禁をおかしたときは直後の対応が重要

問題行動のなかでも、法に触れるような「絶対に許されないこと」をしたときには、毅然とした態度でのぞむことが必要です。子どもとのやり取りを重ねる指導と、混同しないようにします。

禁止事項への対処法

万引き、窃盗、傷害事件など、絶対にしてはいけない禁止事項をおかしたときの対応は、みな共通しています。とくに重要なのは、発覚直後の対処と、相手への謝罪です。

1「してはいけないことだ」と、事実のみ伝える

禁止事項をおかしたことがわかったら、「これは、絶対にしてはいけないことだ」と、保護者や教師など、周囲の大人がはっきり子どもに伝えます。

非行発覚直後に「いけないことだ」という事実を告げられて、子どもがそれを否定することはまずありません。

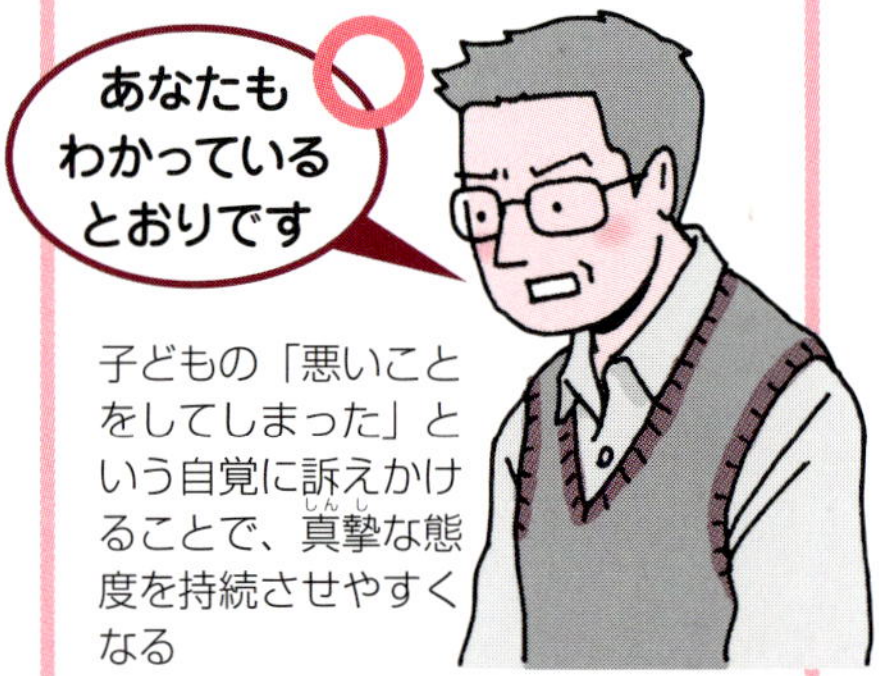

あなたもわかっているとおりです

子どもの「悪いことをしてしまった」という自覚に訴えかけることで、真摯《しんし》な態度を持続させやすくなる

×

- 「どうして、そんなことをしたんだ」などと、行為の理由を聞き出そうとする
  →禁止事項の違反でも、弁解の余地があると誤解させる
- 「こんなことをして、相手に悪いと思わないか」などと、長々と説教する
  →説教する大人への反発心が高まり、反抗的な態度に。事態がかえって混迷する
- 子どもとの話しあいのなかで、「悪いことだとわかってくれて、安心したよ」などと、肯定的な表現をまじえる
  →「許してもらえた」と誤解してしまう子も

2 保護者同伴で被害者に謝罪する

被害者のところに行き、本人にきちんと謝罪させます。その際には、必ず保護者が同伴し、子どもとともに謝罪します。

共犯者がいる場合には、そろって謝罪に行くと、それぞれの「悪いことをした」という思いが薄まってしまうことがあるので、できれば個別に謝罪します。

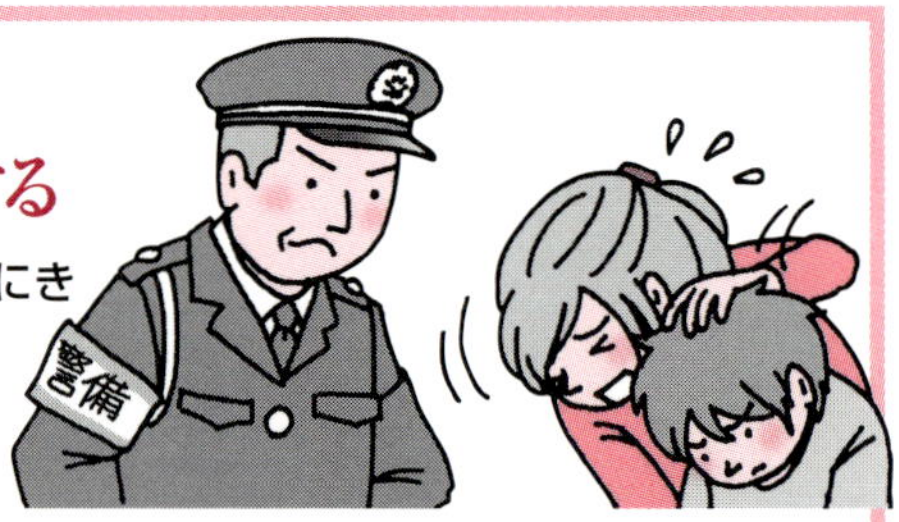

警備

保護者が被害者に頭を下げる姿をみせることが大切

起きてしまったことへの対応策は限られる

子どもが法に触れるような問題を起こしてしまったとき、周囲は「なぜ、こんなことをしたのか」と子どもを問いただしたり、強く反省を求めたりします。けれど、そのような対応で非行が改まることはあまりありません。

すでに起きてしまったことに対しては、直後の対応と謝罪がしっかりできていれば、当面それ以上の有効な対応策はありません。司法手続きが必要な場合もありますが、それはまた別の問題です（↓88ページ）。

非行の背景への手当が必要

非行の再発を防ぐには、非行そのものへの対応に終始するのではなく、非行以外の部分に目を向けることが大切です。背景にある生活全般にわたる問題に対して、必要な支援を与え続けていくことを考えていきましょう。

3 これからの行動の結果を考える練習を積ませる

「悪いことをした」という自覚はあっても、それが直接、これからの自分の行動を変えることに結びつきにくいのが、行為障害の子どもたちです。

すでに起こしてしまった行動を反省させるだけでなく、現在を起点にして、これからの行動の結果を考えさせていくことが、新しい行動パターンを獲得するための基礎になります。

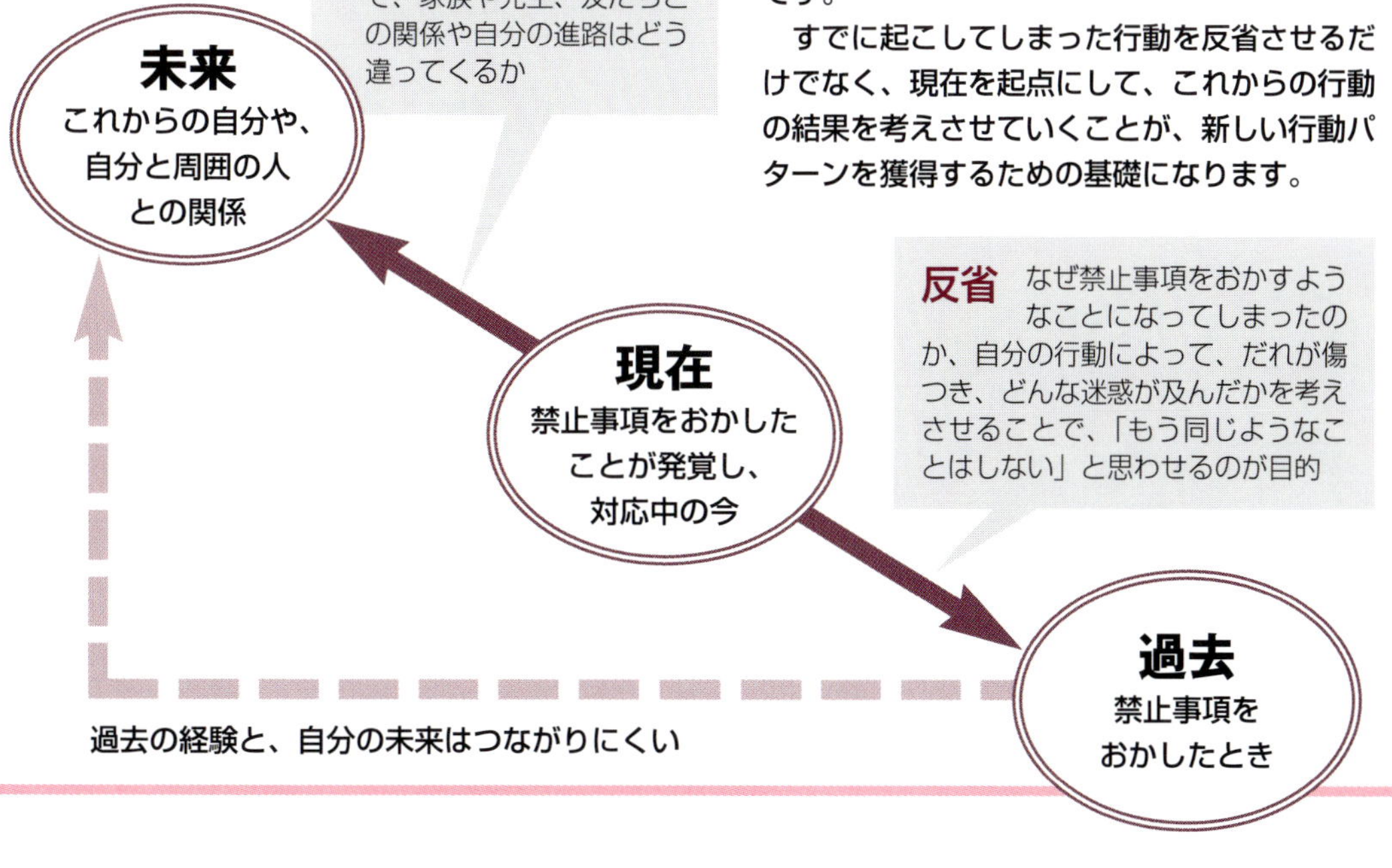
結果を考える練習
●また同じようなことをしたら、家族や学校の先生、友だちとの関係はどうなるか
●非行を重ねていく場合と、もう非行をしない場合とで、家族や先生、友だちとの関係や自分の進路はどう違ってくるか
未来
これからの自分や、自分と周囲の人との関係
現在
禁止事項をおかしたことが発覚し、対応中の今
反省　なぜ禁止事項をおかすようなことになってしまったのか、自分の行動によって、だれが傷つき、どんな迷惑が及んだかを考えさせることで、「もう同じようなことはしない」と思わせるのが目的
過去
禁止事項をおかしたとき
過去の経験と、自分の未来はつながりにくい

子どもとの対話①

自己理解を促し、やる気を高める

カウンセリングで子ども自身がかかえる問題に対応していく場合には、子どもの思いを受け止めるだけでなく、子どもの自己理解を促せるように取り組んでいきます。

自分を受け入れることで取り組み意欲も出てくる

困った行動のある子どもたちの多くは、「うまくいかない自分」という自己イメージをかかえていると同時に、そうした自己イメージを受け入れることができず、「うまくいかなさ」を払拭させようとあがいています。

カウンセリングは、そんな子どもたちが、「うまくいかなさ」を含めた等身大の自分を受け入れられるように手助けするものです。

カウンセラーと対話を重ねるなかで、子どもが自分自身を理解し、受け入れられるようになれば、自分を取り巻くさまざまな課題に取り組んでいこうという意欲も出てきます。

カウンセリングの場

カウンセリングは、心理療法として医療現場で用いられる手法のひとつです。ただし、困った行動の多い子、非行化の徴候がみられる子どもに対するカウンセリングは、学校や専門機関で、教育相談という形でおこなうのが一般的です。

在籍する学校

生活指導、教育相談などといった形で、教員が担当するほか、スクールカウンセラーが対応することも

専門機関

地域の教育委員会が設置する教育相談、教育センターなどでおこなっているカウンセリングなどが利用できる

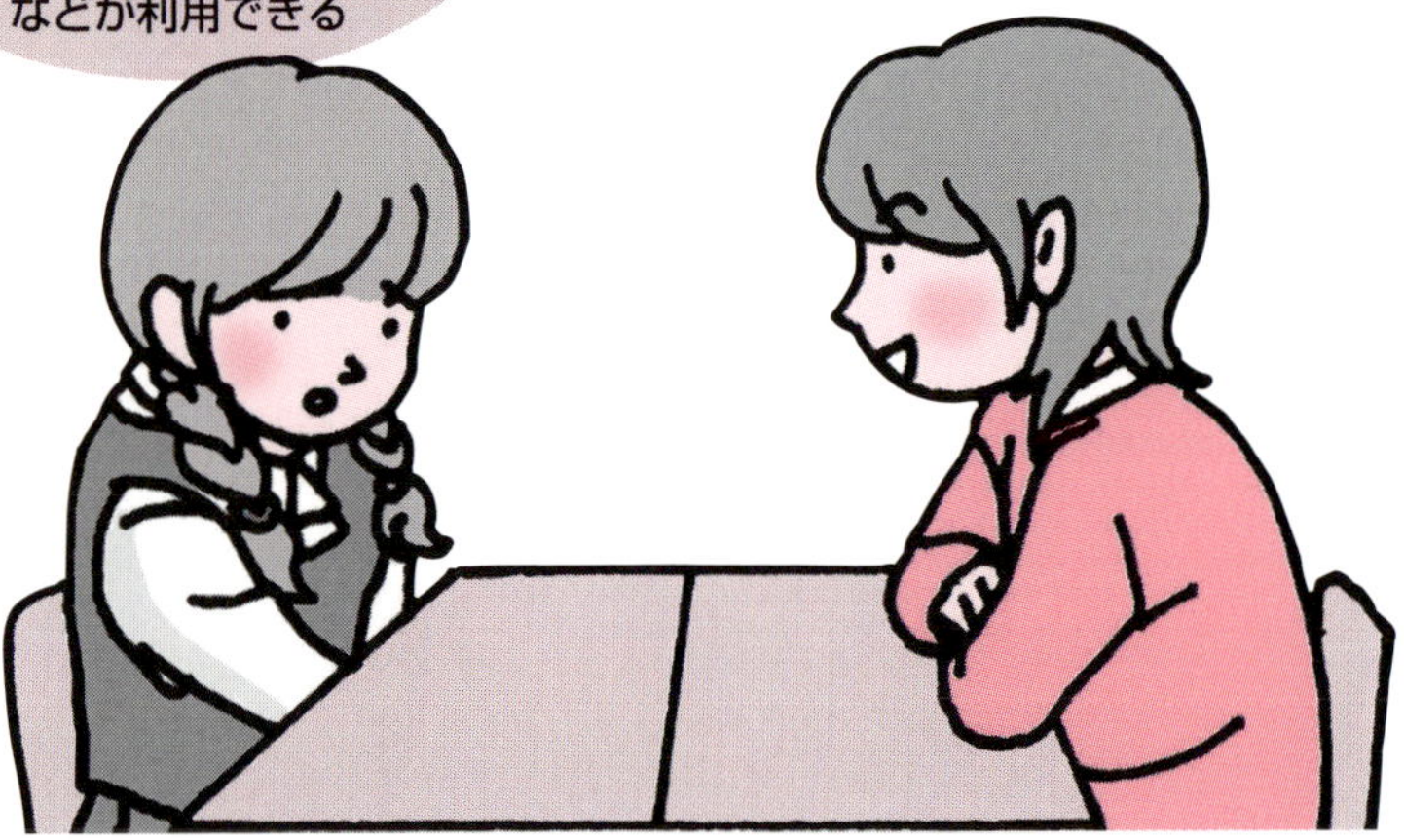

専門のカウンセラーなどと数回の面接をおこない、対話を重ねていく

非行のある子どもに対するときのポイント

子どもの話を聞くだけ、あるいは大人が子どもに語りかけるだけでは、カウンセリングの役目は果たせません。具体的な変化に結びつけるための工夫が必要です。

目的の明示

「どうすれば、あなたが今よりもっと充実した学校生活を送れるようになるかを、いっしょに考えていきましょう」などと、面接・カウンセリングの目的を明示します。目的がはっきりしないままだと、子どもが足を運ばなくなってしまうことも。

メモの活用

お互いの共通理解を深めるために、話している内容をメモにとり、時折子どもに「こういうことですね」と示しながら話を進めます。面接終了時に、メモのコピーを渡し、次回以降、前回までのメモを見返しながら話しあっていきます。

沈黙は長引かせない

投げかけた問いに子どもが答えずに沈黙が続く場合、気長に返答を待とうという姿勢は、子どもの緊張感を高めてしまいがち。「もう一度、考えてみましょうか」と声をかけ、新しいメモに現況を図解するなどして、考えを整理する糸口を与えます。

マイナスイメージはそのまま受容しない

子どもの自己イメージは、マイナス面に焦点を当てていることが多いもの。肯定できる面を提示して、自己イメージの向上をはかります。

→78ページ

障害の告知につながることもある

発達的なかたよりが、子どもの「みんなと同じようにできない」「自分だけうまくいかない」という経験の背景になっていることがあります。この場合、「なぜ、みんなと違うのか」「なぜ、うまくいかないのか」を考えていく作業が、子ども自身への障害の告知につながることもあります。

その際には、「○○障害のせいだ」という理解に終わらせず、「だからどうすればいいのか」という視点を提供し、子どものやる気につなげていくことが大切です。

▼告知のプロセス

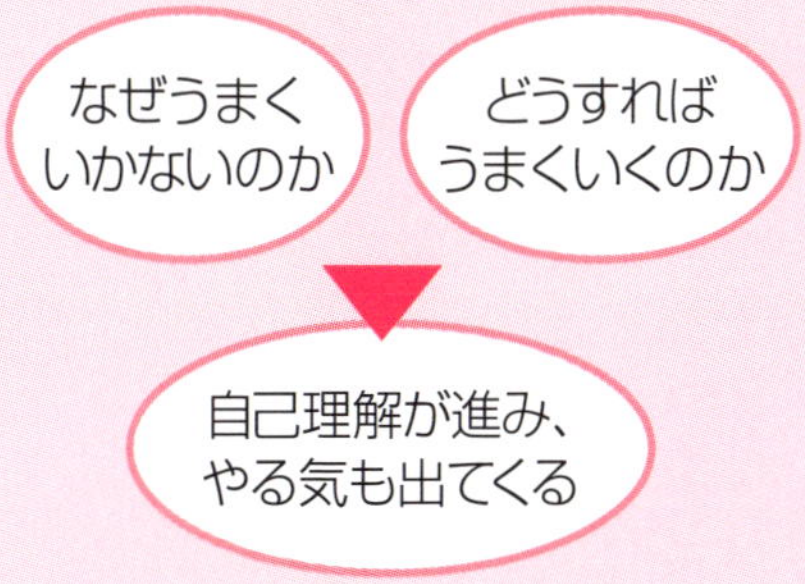
なぜうまくいかないのか
どうすればうまくいくのか
自己理解が進み、やる気も出てくる

子どもとの対話②

肯定的なやり取りで自己イメージの改善を

子どもの否定的な自己イメージに、違った角度から光を当てていきましょう。カウンセリングの場だけでなく、ふだんからの働きかけも大切です。

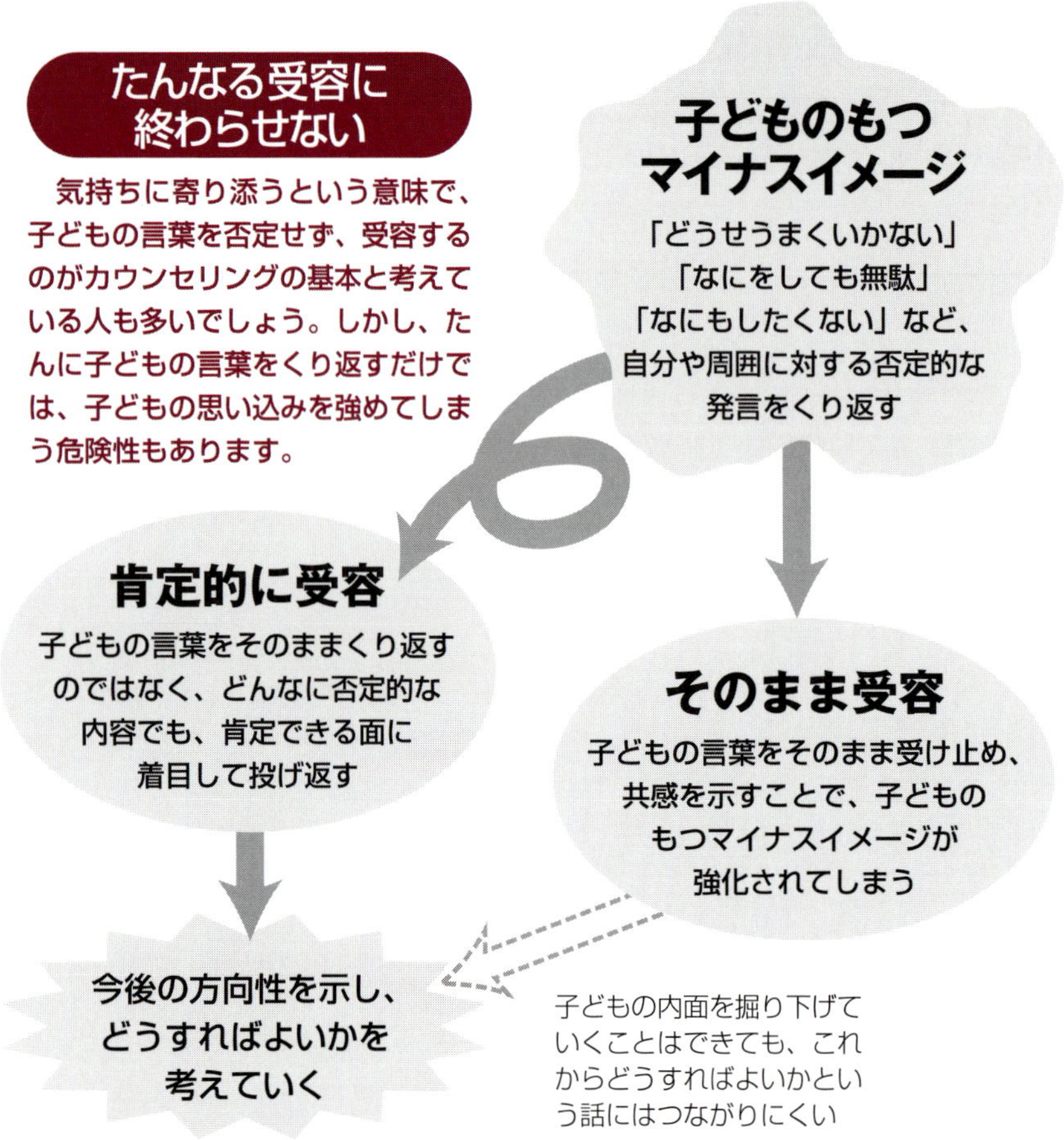

子どものもつ
マイナスイメージ
「どうせうまくいかない」
「なにをしても無駄」
「なにもしたくない」など、
自分や周囲に対する否定的な
発言をくり返す
肯定的に受容
子どもの言葉をそのままくり返すのではなく、どんなに否定的な内容でも、肯定できる面に着目して投げ返す
そのまま受容
子どもの言葉をそのまま受け止め、共感を示すことで、子どものもつマイナスイメージが強化されてしまう
今後の方向性を示し、どうすればよいかを考えていく
子どもの内面を掘り下げていくことはできても、これからどうすればよいかという話にはつながりにくい

たんなる受容に終わらせない

気持ちに寄り添うという意味で、子どもの言葉を否定せず、受容するのがカウンセリングの基本と考えている人も多いでしょう。しかし、たんに子どもの言葉をくり返すだけでは、子どもの思い込みを強めてしまう危険性もあります。

未来に向かう視点を提供する

好き勝手にふるまっているようにみえますが、失敗体験、挫折体験を積み重ねてきた子どもたちのもつ考えは、とかくマイナスイメージに陥りがちです。

子どもの気持ちに寄り添うことは大切ですが、彼らの自分や将来に対する否定的なイメージを、そのまま受け止めているだけでは進展がありません。

子どもとの対話で心がけたいのは、子どもの言葉をつねに肯定的にとらえ、新たな視点を提供することです。

未来に向かう視点を示すことで、子どもたちははじめて、課題に取り組む意欲をもてるのです。

肯定できる点をみつけだす

否定的、拒絶的な発言から、肯定的な側面を引き出すには、ちょっとしたテクニックが必要です。対応例を参考に、肯定的なフィードバックのしかたを考えていきましょう。

勉強や友だちなんて、どうでもいい。なにも考えてないし、なにかしてほしいとも思わない

○ あなたのように、簡単に答えを出さない慎重さも必要なことだよね。とりあえず、このことから考えていこうか

× なにも考えてないし、なにもしてほしくないのですね

だからー、なにも考えたくないんだってば！

× 考えるのがいやなんだね。

○ 「考えたくない」って、自分の意見をはっきり言えるのは大切なことだよ！ ○○については、どう思う？

そんなこと言っても、わかんないし。どうすればいいか、迷っちゃう

○ 迷うっていうのは必要なことだよ

× たしかに、いろいろ迷っちゃうよね

お互いに納得できる方向性を示しながら、最終的には子ども自身が考え、決断できるように話しあいを重ねていく

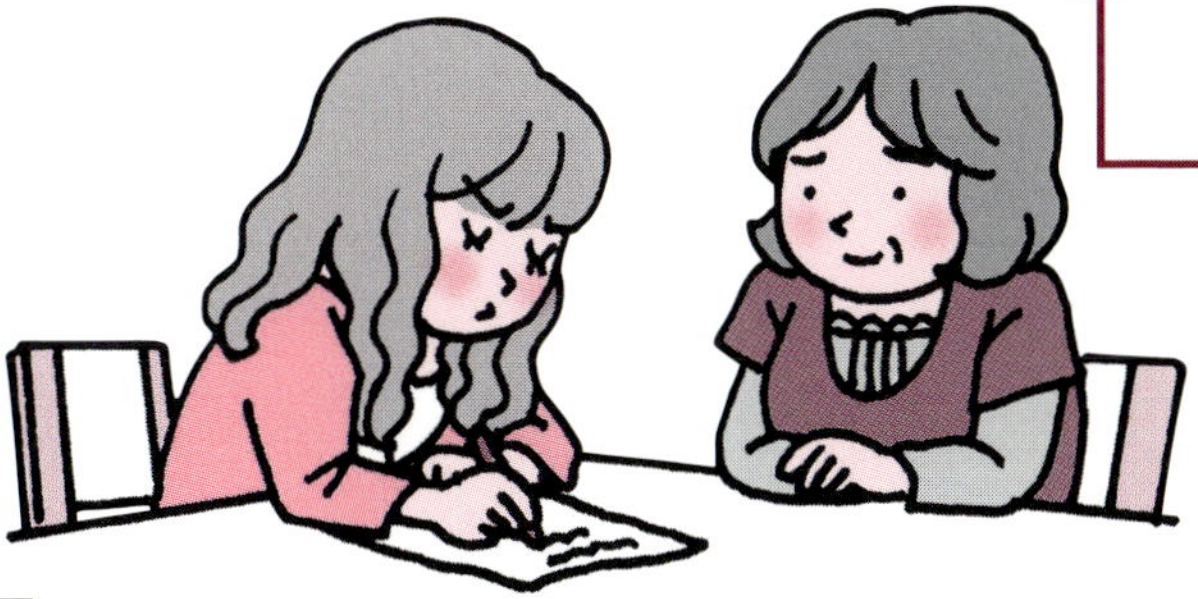

家庭で子どもと話しあうときにも、肯定的なやりとりを重ねられるように心がける

子どもとの対話③

子どもの「こだわり」にはこだわりすぎない

なにを言っても、子どもが頑として自分の考えを曲げようとしないことがあります。そんなときは説得しようと思わず、さらりと受け流すことも必要です。

ときには受け流そう

子どものもつこだわりの強さが思考にもおよび、問題行動に結びついていることもあります。この種のこだわりからくる子どもの言葉は、真に受けずに受け流し、別の角度からアプローチしていきます。

こだわりの例

- 勉強はわからない（ことに決めた）
- 勉強はしない（ことに決めた）
- みんなから嫌われている（ことに決めた）
- 教室には入らない（ことに決めた）
- 学校には意味がない（ことに決めた）

周囲が「なぜ？」と問い詰めたり、「そんなことはない」と説得して考えを改めさせようとすればするほど、ますます頑強な主張になっていく

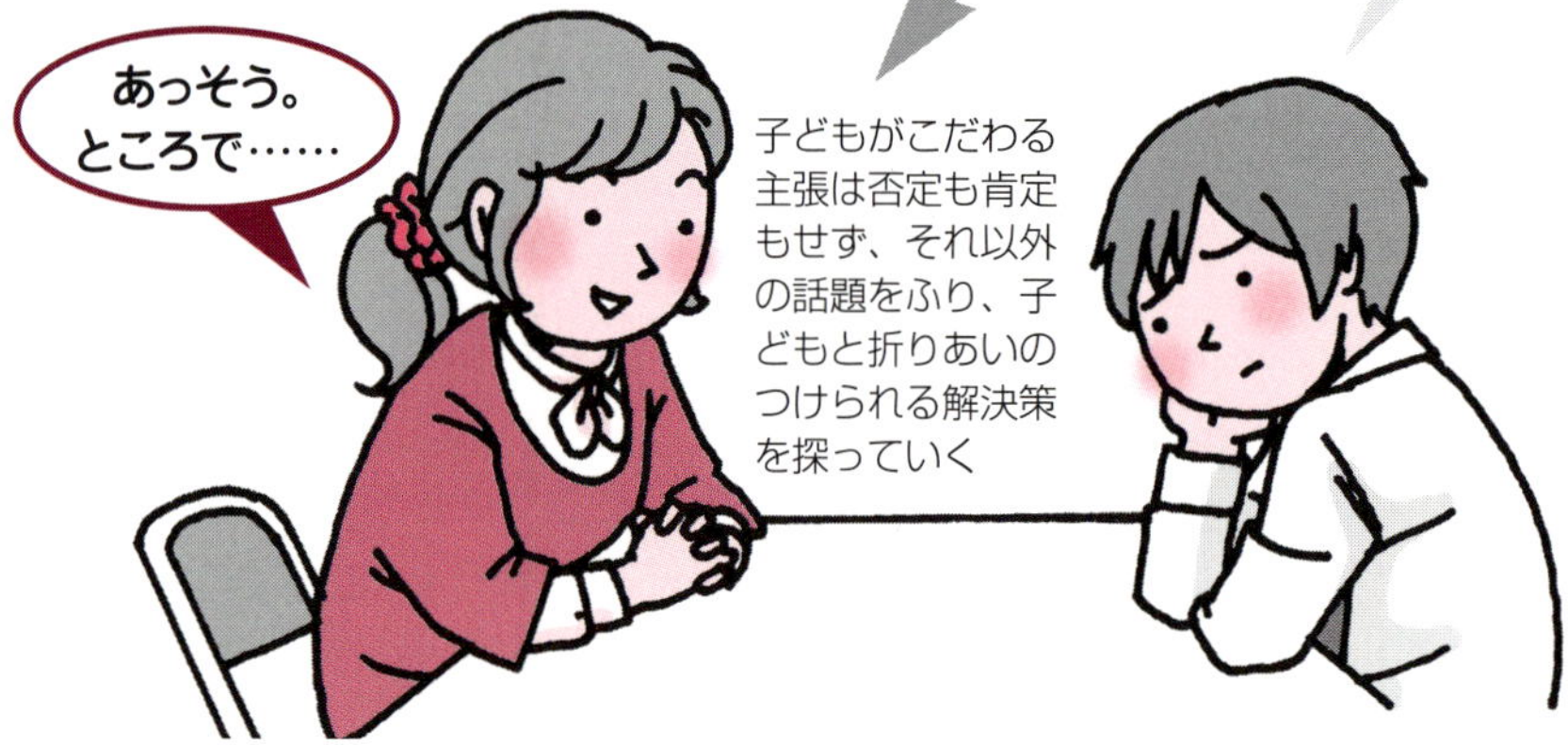

子どもがこだわる主張は否定も肯定もせず、それ以外の話題をふり、子どもと折りあいのつけられる解決策を探っていく

子どもの言葉にふりまわされない

「勉強なんて意味がないから、もうやめた」などと、自分のなかで「決めてしまったこと」にこだわり続ける状態は、とくに発達障害のある子によくみられます。

子どもの言葉をきちんと受け止めようという姿勢は大切ですが、聞く側が子どもの言葉にこだわりすぎると、かえって混迷を深めてしまうことがあります。そんなときは、子どもの言葉を真に受けすぎず、別の話題をふってみます。子どものこだわりは、周囲の働きかけと関係なく、急に解消されたりすることもあります。

虚言が目立つ子の発言に対しても、この方法が有効です。

思春期ならではの悩みへの配慮も大切

思春期の子どもに対するうえでは、思春期ならではの悩みや傾向を理解しておくことも大切です。そうした悩みについては、肯定的に受け止めたうえで、新たな視点を提供していきます。

正論すぎる正論

思春期には、強い正義感をもつ子もいます。ただ、「ルールには従うべき」などという正論をふりかざしすぎると、クラスメイトから煙たがられてしまう場合があります。正しいことはきちんと正しいと認めたうえで、「正論には例外もある」ということを、自然に伝えていきましょう。

きみは正しい。それを言える勇気があるんだね。ただ……

きみならわかると思うけどね

異性に関する悩み

小学生では許されていた行動も、思春期に同じことをしようとすると変人扱いされる、プライベートな空間では許されることが公的な場では許されない、相手の同意があればよいがなければダメなど、性的行動は一筋縄ではとらえにくいもの。恋心を受け止めたり、性教育をおこなうだけでなく、人間関係の基礎的なスキルやマナーを身につけさせる必要があります。

自分の気持ちを伝えようとするのは立派なことだよ

ただ、相手がOKかどうかを見分けないとね

言葉を字義どおりに受け止めがちなアスペルガー症候群の子どもなどには、「こう言われたらダメという意味」など、具体的な言葉のやり取りを教えていく必要がある

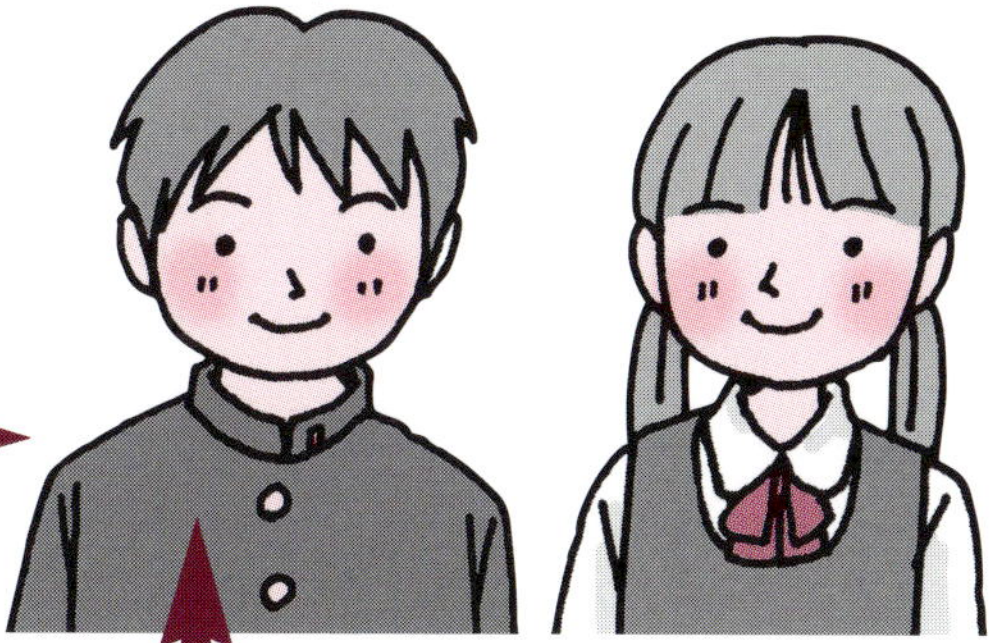

思春期の子どもは自意識が高い。プライドを尊重することが、意欲を引き出す鍵になる

自分と人との違いに気づくのは素晴らしいことだよ

違っていても、うまくやれる方法を考えてみよう

劣等感・違和感の訴え

とくに発達障害がある子どもは、思春期になって、ほかの人との違いを強く感じ、劣等感をもつことがあります。これに対しても、肯定的に受け止めたうえで、違いを前提になにができるのかを考えさせます。

保護者と学校の連携

責めあうより子どもとの関係づくりを

保護者と学校が連携して子どもを支えていくのが理想ですが、実際には不信感をいだきあい、対立関係になってしまうことも。そんなときこそ、連携する目的を見失わないようにしましょう。

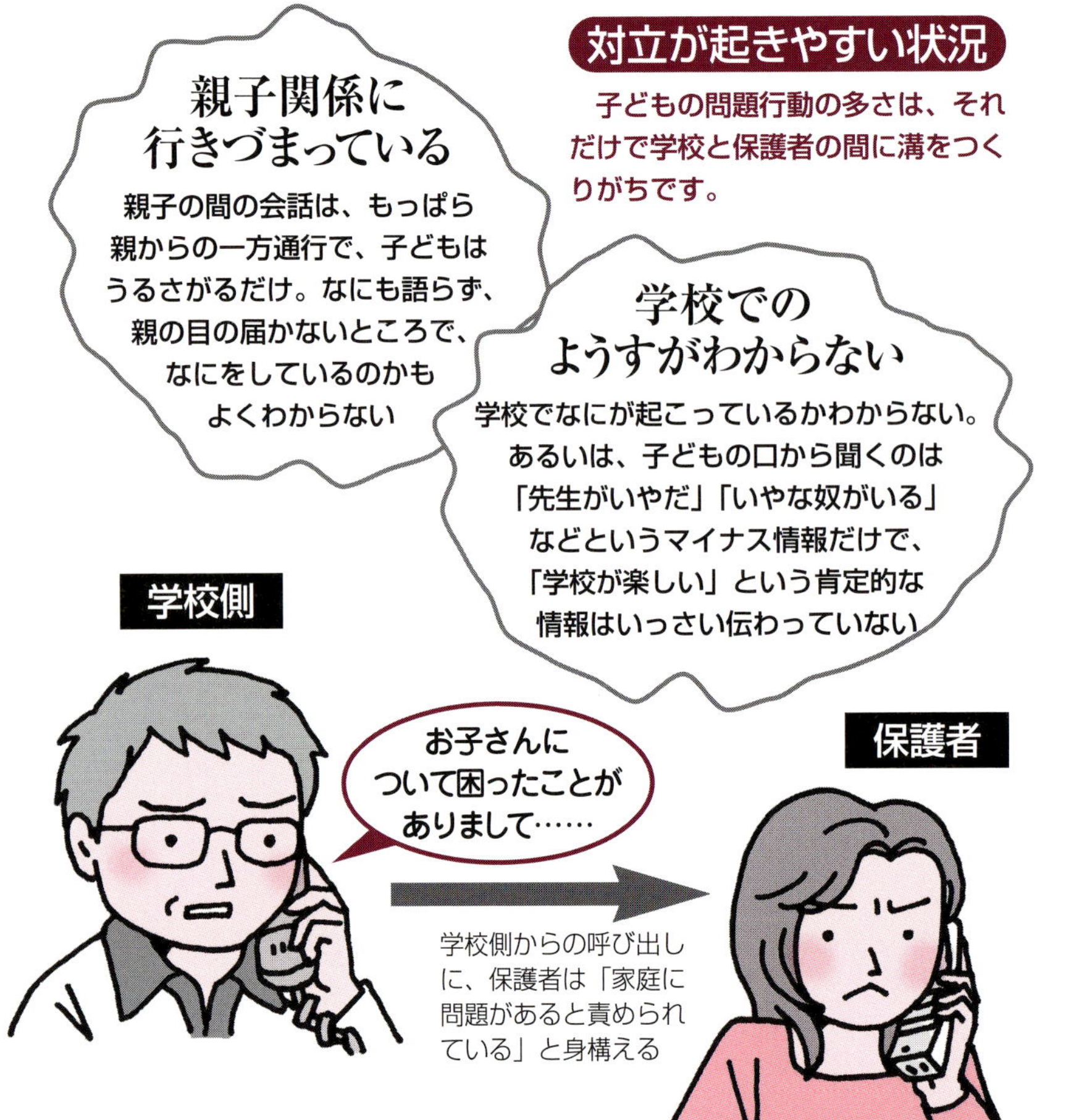

対立が起きやすい状況
子どもの問題行動の多さは、それだけで学校と保護者の間に溝をつくりがちです。
親子関係に行きづまっている
親子の間の会話は、もっぱら親からの一方通行で、子どもはうるさがるだけ。なにも語らず、親の目の届かないところで、なにをしているのかもよくわからない
学校でのようすがわからない
学校でなにが起こっているかわからない。あるいは、子どもの口から聞くのは「先生がいやだ」「いやな奴がいる」などというマイナス情報だけで、「学校が楽しい」という肯定的な情報はいっさい伝わっていない
学校側
お子さんについて困ったことがありまして……
保護者
学校側からの呼び出しに、保護者は「家庭に問題があると責められている」と身構える

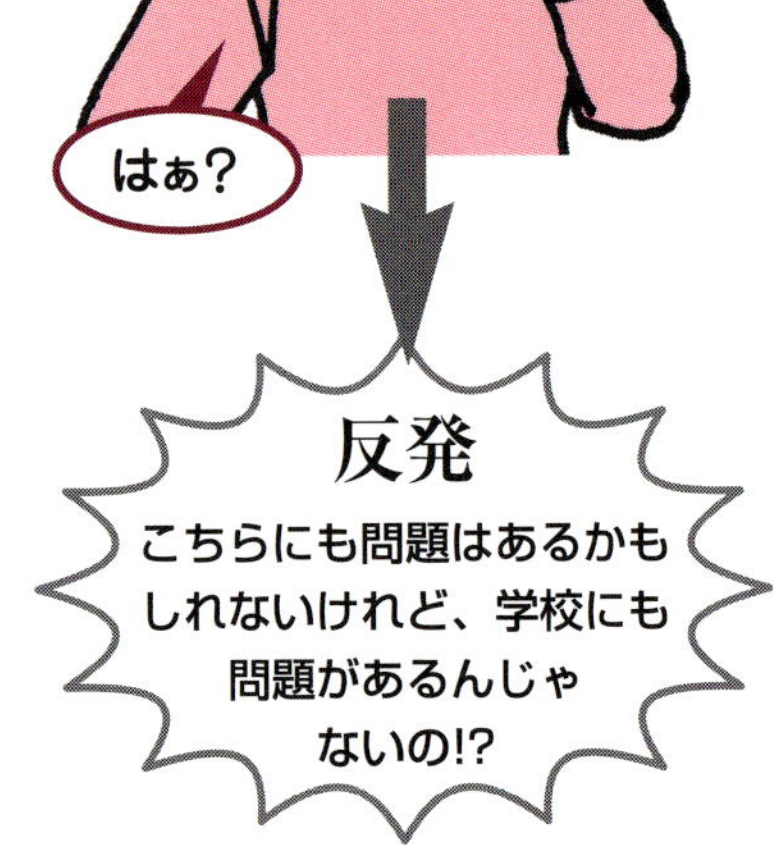

はぁ？
反発
こちらにも問題はあるかもしれないけれど、学校にも問題があるんじゃないの!?

まず見直すべきは子どもとの関係

素行不良の子どもへの対応は、学校と保護者が連携し、支えあうのが理想です。しかし、なかなかそうはいかない現状もあります。

学校から保護者への協力の要請は、保護者の耳には「あなたの家庭に問題がある」と言われているように聞こえがち。保護者の反発

「仲良くなること」が目的ではない

学校と保護者が対立関係にあるとき、両者の関係を改善して協力関係を築こうという学校側の努力が、かえって溝を深めてしまうことがあります。

学校側の言い分

「家庭に問題がある」という見方に傾きがちです。

クレームばかり
攻撃的で、一方的な要求をくり返すだけ。学校業務にも支障が出てしまう

非協力的だ
連絡をとっても非協力的。「学校でのことはわからない」「何度も電話されても困る」などと、問題意識が感じられない

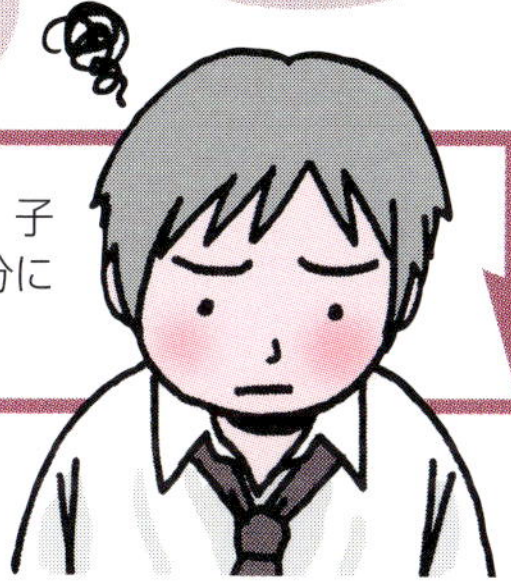

両者の対立によって、子どもへの支援が不十分になってしまうことも

保護者の言い分

「学校に問題がある」という見方に傾きがちです。

うまの合わないクラスメイトがいる
からかったり、いやがらせをしたりされるから、子どもの問題行動が引き出されているのではないか。あの子とは別のクラスにしてほしい

担任の指導力がない
学校での問題なのだから、担任がきちんと対応すべきだ。無理なら担任を替えてほしい

保護者の願い

態度はどうあれ、親の本音は共通しています。

先生と自分の子どもとの関係がよいものであってほしい

クラスメイトと仲良くやってほしい

子どもには学校で楽しく過ごしてもらいたい

子どもへの支援のあり方を見直す

学校と保護者が仲良くなることが第一の目的ではありません。協力しあえないからといって、子どもへの支援がおろそかになるのでは本末転倒。それぞれが子どもへの支援を見直し、実践していけばよいのです。

保護者　子どもとの関係改善のヒントは本書のなかにつまっている　**学校**

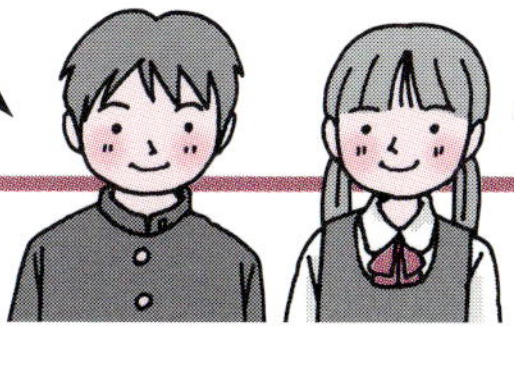

をまねき、「子どもをどう支えていくか」という議論そっちのけで、対立しあう関係になってしまうこともあります。

連携がうまくいかないときは、学校と子ども、保護者と子どもとの関係もうまくいっていないことが多いものです。保護者と学校との関係修復に力を注ぐより、まずは子どもとの関係を見直していくことを考えましょう。

高校生の支援がこれからの課題

小・中学校ほど支援態勢が整っていない

中学校卒業後の進路は高校に進学するのが一般的ですが、小・中学校と違い、高校には通級指導教室や特別支援学級は設けられていません。きめ細やかなニーズを必要とする子どもたちを支援していく態勢が、小・中学校ほどは整っていないのが現状です。

一方で、子どもたちは少しずつ青年期を迎えます。それまではとくに大きな問題を起こすことなく過ごしてきた生徒が、人間関係のむずかしさや学業面での挫折感に直面し、高校進学後にトラブルをかかえ、学校を続けられなくなってしまうこともあります。

高校での支援態勢は、地域や学校によって大きく異なります。たんに学業成績だけで進路を選択するのではなく、支援態勢の充実度はどうか、得意分野を伸ばせる学校かどうかなど、進路選択の段階から、慎重に検討していくことがのぞまれます。

■指導困難な生徒に目立つ傾向

進学校

高機能自閉症やアスペルガー症候群のような症状が認められる生徒。ほとんどがこれまで問題視されてこなかった

勉強ぎらいな生徒が多い高校

境界域知能であったり、ときには軽度の知的障害があるにもかかわらず、これまで周囲に「特別な支援が必要な子ども」とは思われてこなかった生徒。非行のある生徒は早期に中退しやすい

定時制・単位制高校

発達障害のある生徒など、さまざまな生徒が集まるが、ほとんどがこれまで十分な支援を受けてこなかった生徒。不登校経験者が多い。非行のある生徒は早期に中退しやすい

特別支援学校高等部

中学校まで特別な支援を受けてこなかった生徒が、高校受験や高校生活がうまくいかないという理由で特別支援学校を選択するケースが増えている

5

立ち直りを支える

非行化が進んでしまった子、犯罪をおかしてしまった子を
家庭や学校だけでかかえこんでおくわけにはいきません。
社会的に育て直し、立ち直りを支えていくことが必要です。
少年院などでの矯正教育、保護観察はどうおこなわれるのか、
保護者への支援をどうおこなっていくのか。
ここでみていくことにしましょう。

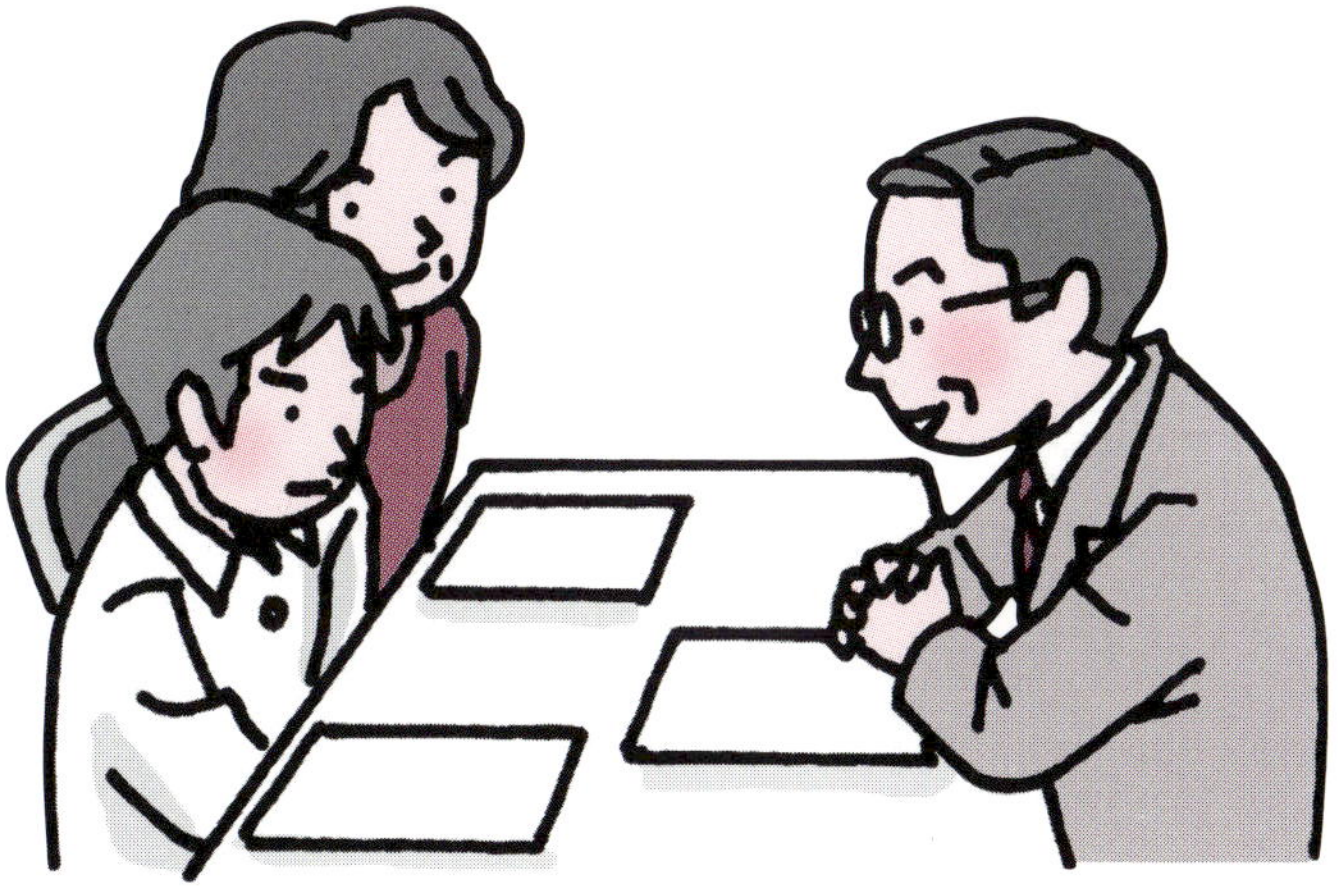

基本的な考え方

非行化した子どもは「育て直し」が必要

子どもが引き起こす問題が大きくなればなるほど、「罰しなければ」という考えも強くなりがちです。けれど、罰を与えるだけで立ち直れるわけではありません。育て直すという姿勢が必要です。

適切な支えがあれば立ち直れる

犯罪行為をおかしてしまった子どもや、警察沙汰になるのも時間の問題と思われるほど非行が進んだ子に対しては、「もはや自分の手には負えない」という思いをいだくこともあるかもしれません。

たしかに、大きな問題を起こしてしまった場合には、司法にのっとった対応が求められることになります。場合によっては、少年院などの施設へ収容されることもあります。しかし、それは罰を与えるためではなく、問題の背景にある子どものゆがみを正すため。適切なサポートと教育をおこない、育て直すことで、子どもの立ち直りははかれるのです。

最近の少年犯罪の傾向

子どもの人口が減少していることもあり、少年事件の総件数は減っています。また、人口比に占める割合も、おおむね減少傾向にあります。

（平成28年版『犯罪白書』による）

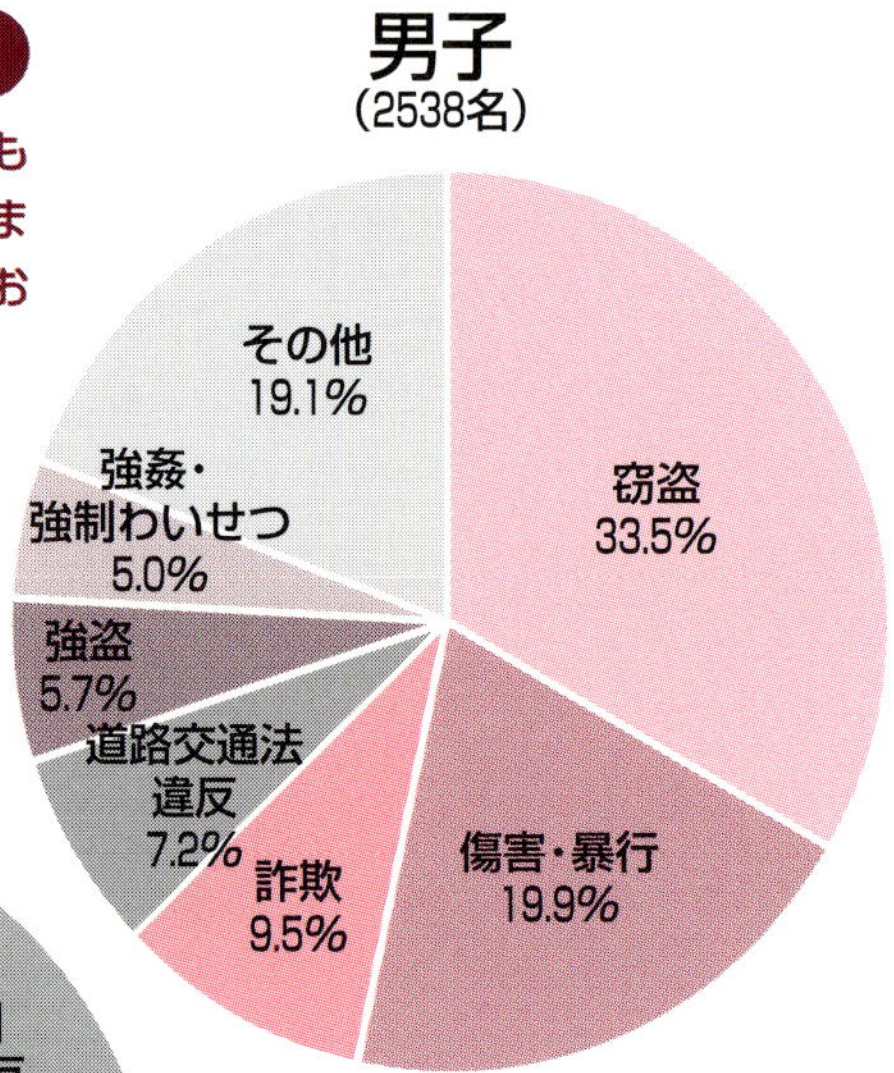

男子
（2538名）
窃盗
33.5%
傷害・暴行
19.9%
詐欺
9.5%
道路交通法
違反
7.2%
強盗
5.7%
強姦・
強制わいせつ
5.0%
その他
19.1%

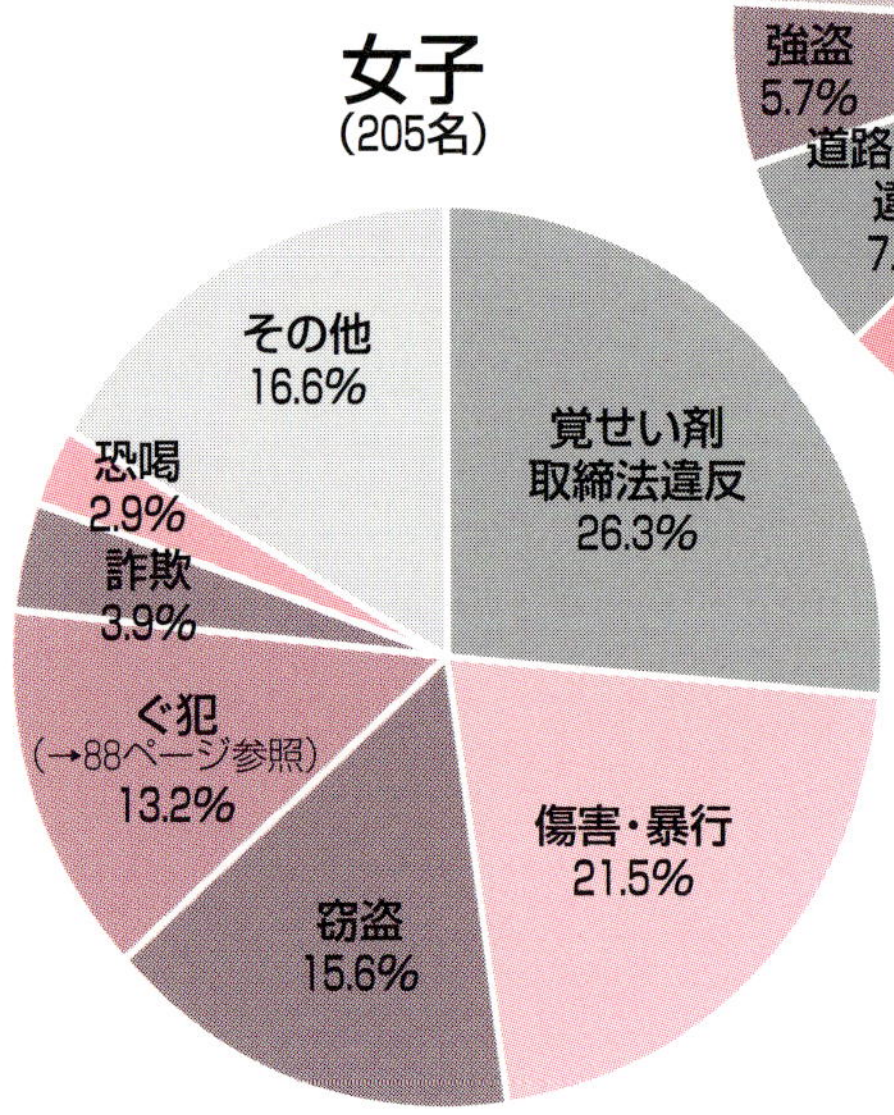

女子
（205名）
覚せい剤
取締法違反
26.3%
傷害・暴行
21.5%
窃盗
15.6%
ぐ犯
（→88ページ参照）
13.2%
詐欺
3.9%
恐喝
2.9%
その他
16.6%

少年院に入った理由（非行名別）

男子は窃盗、傷害・暴行による入院が多く、女子は覚せい剤使用者が多い。女子の場合、年齢層が上がるにつれ、覚せい剤使用者の割合が増える傾向もある（平成27年の例）

集団から引き離す努力は徒労に終わる

グループで問題行動をくり返している場合、子どもを「悪い仲間」から引き離そうとしても、たいていは失敗に終わります。可能なかぎり、集団のメンバーをまとめて指導していく方針でのぞみましょう。

対応の原則

問題行動そのものではなく、その背後の生活に注目して対応するのは個人でも集団でも同じ。4章で挙げた対応の原則が応用できます。とくに社会的スキルのトレーニングは、5～6人の集団でおこなうのがもっとも効果的です。

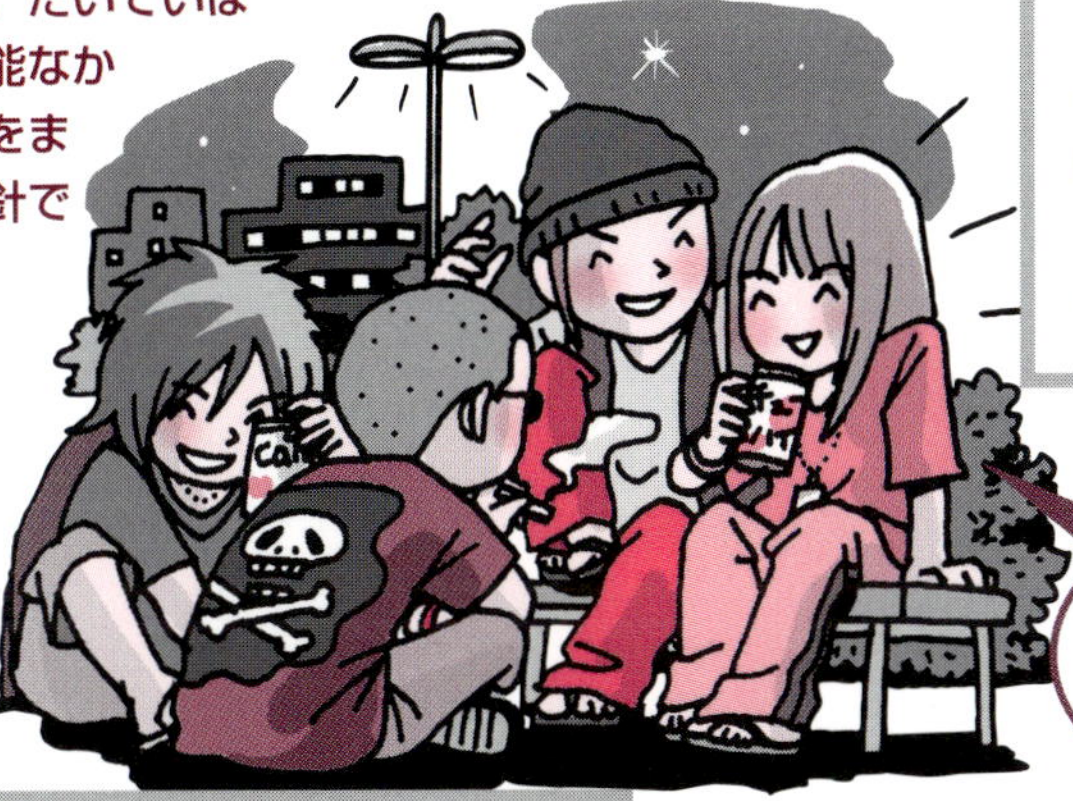

周囲には「非行集団」に映っても、子どもにとってはかけがえのない居場所
無理に引き離すには、相当な労力がかかるが、結局はもとに戻ってしまうことも多い

犯罪行為をおかした場合

犯罪行為、法律に違反する行為は、「禁止事項」をおかしたということにほかなりません。保護者、学校関係者ができるのは禁止事項をおかした場合の対応（→74ページ）をとること。あとは警察など関連諸機関の手にゆだねます。

退学するかどうかは慎重に検討する

非行を重ねる子どもが、「学校をやめたい」あるいは「高校には行きたくない」と言いだしたとき、「どうせ行かないのだから」とすぐに退学を決めたり、進学をあきらめたりするのはよい選択とはいえません。学校を離れると、子どもへの支援の手は極端に少なくなり、さらに非行化を進めてしまうことも少なくないからです。

仕事をするなり、将来に向けて見習い修業をするなり、前向きな理由があれば別ですが、そうでなければ、退学や進学しないという決断は慎重にすべきです。

少年院入院者の教育程度（平成27年）

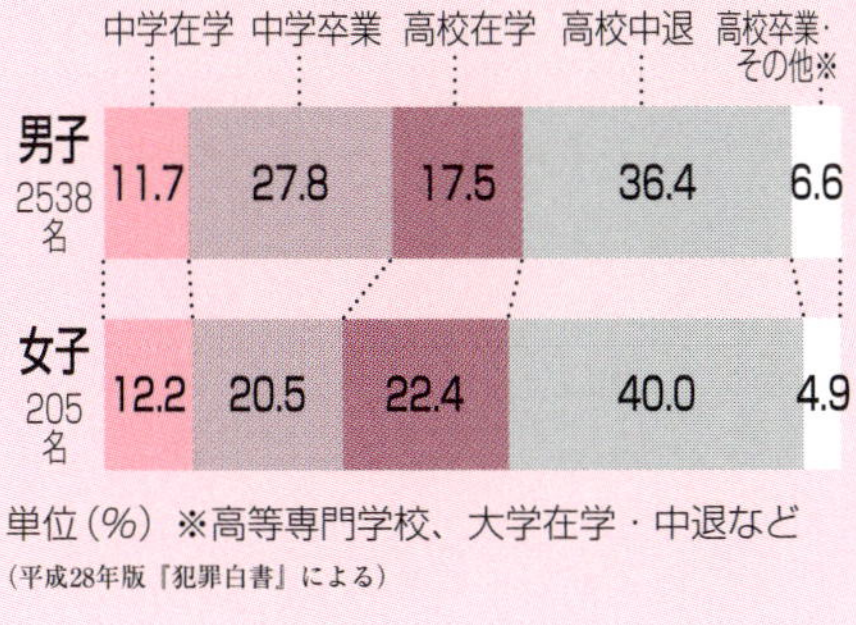

中学在学
中学卒業
高校在学
高校中退
高校卒業・その他※
男子 2538名
11.7
27.8
17.5
36.4
6.6
女子 205名
12.2
20.5
22.4
40.0
4.9

単位（%）※高等専門学校、大学在学・中退など

（平成28年版『犯罪白書』による）

関係機関と連携して対処する

子どもが法に触れるような行為をおかしたことが発覚したら、家庭や学校だけでことはおさめられません。関係諸機関と連携し、適切に対処していく必要があります。

非行少年に対する司法手続きの流れ

法律上、20歳未満の子どもは「少年」として、成人とは異なる扱いをしていきます。14歳未満の子どもは、法をおかすような行為をしても刑事責任は問われませんが、司法手続きにのっとって、しかるべき対応がとられます。

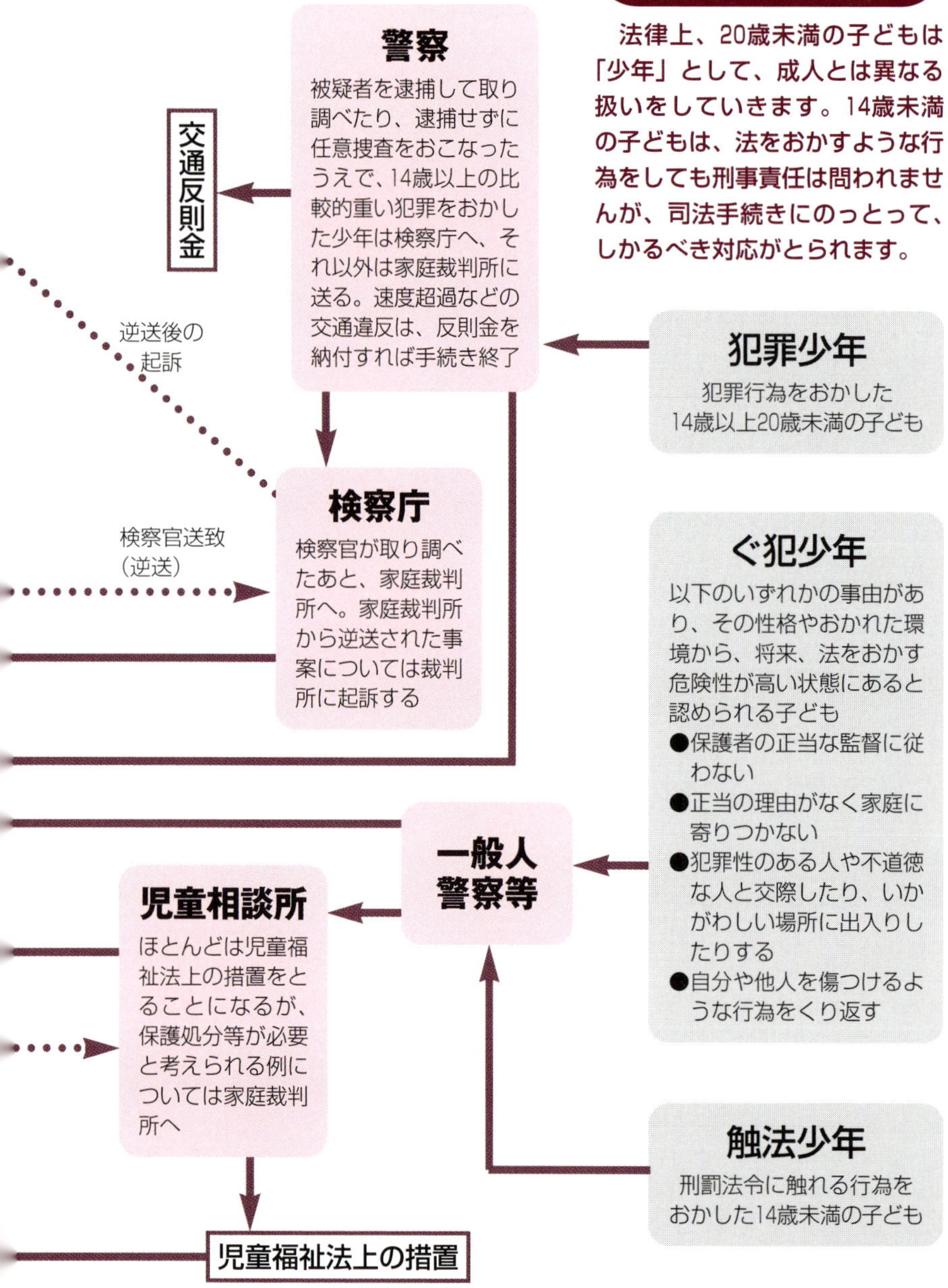
警察
被疑者を逮捕して取り調べたり、逮捕せずに任意捜査をおこなったうえで、14歳以上の比較的重い犯罪をおかした少年は検察庁へ、それ以外は家庭裁判所に送る。速度超過などの交通違反は、反則金を納付すれば手続き終了
交通反則金
逆送後の起訴
検察庁
検察官が取り調べたあと、家庭裁判所へ。家庭裁判所から逆送された事案については裁判所に起訴する
検察官送致（逆送）
犯罪少年
犯罪行為をおかした14歳以上20歳未満の子ども
ぐ犯少年
以下のいずれかの事由があり、その性格やおかれた環境から、将来、法をおかす危険性が高い状態にあると認められる子ども
●保護者の正当な監督に従わない
●正当の理由がなく家庭に寄りつかない
●犯罪性のある人や不道徳な人と交際したり、いかがわしい場所に出入りしたりする
●自分や他人を傷つけるような行為をくり返す
一般人
警察等
児童相談所
ほとんどは児童福祉法上の措置をとることになるが、保護処分等が必要と考えられる例については家庭裁判所へ
触法少年
刑罰法令に触れる行為をおかした14歳未満の子ども
児童福祉法上の措置

（平成28年版『犯罪白書』を参考に作成）

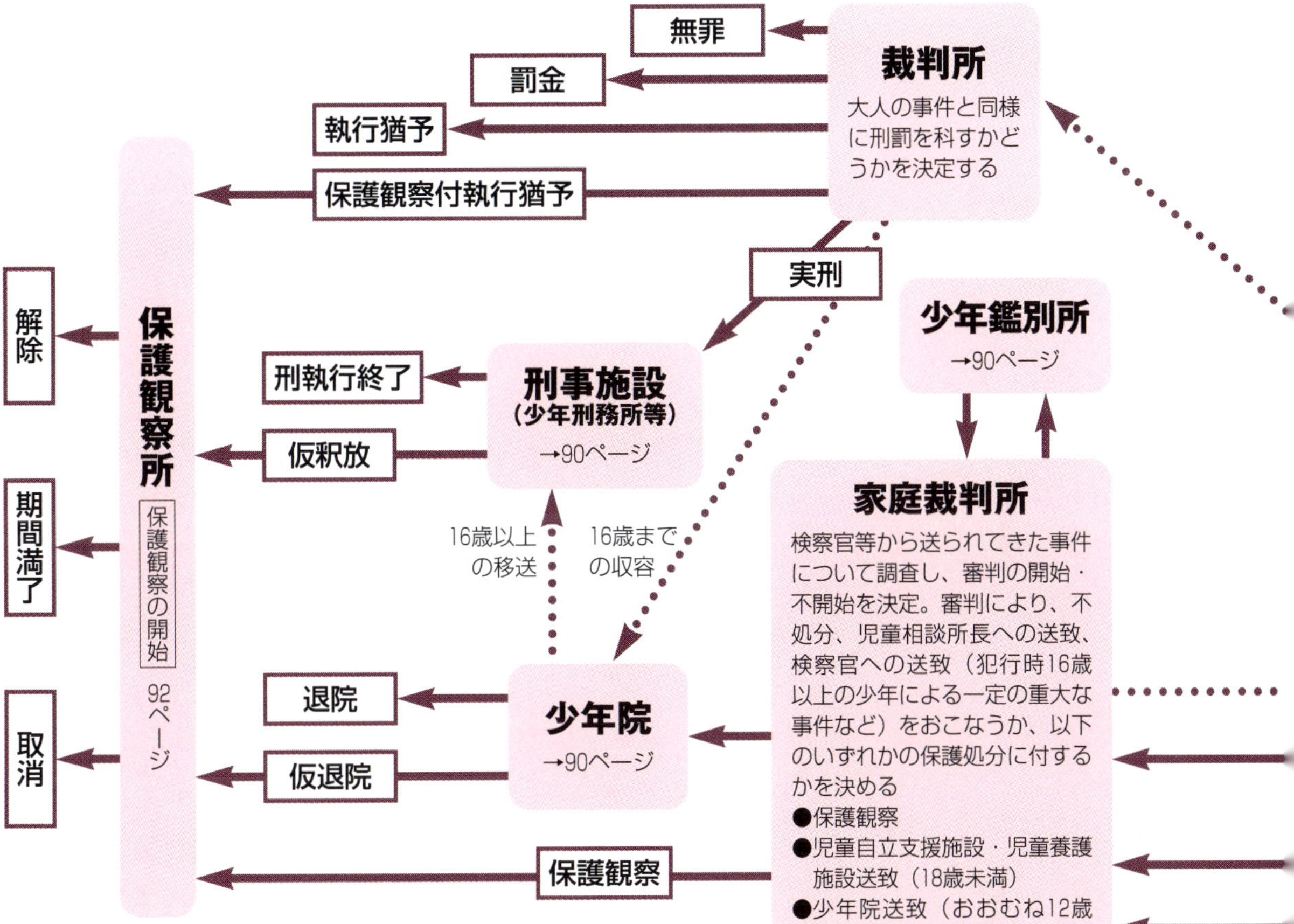

無罪
罰金
執行猶予
保護観察付執行猶予
裁判所
大人の事件と同様に刑罰を科すかどうかを決定する
実刑
少年鑑別所
→90ページ
解除
保護観察所
保護観察の開始
92ページ
期間満了
取消
刑執行終了
刑事施設
（少年刑務所等）
→90ページ
仮釈放
16歳以上の移送
16歳までの収容
家庭裁判所
検察官等から送られてきた事件について調査し、審判の開始・不開始を決定。審判により、不処分、児童相談所長への送致、検察官への送致（犯行時16歳以上の少年による一定の重大な事件など）をおこなうか、以下のいずれかの保護処分に付するかを決める
●保護観察
●児童自立支援施設・児童養護施設送致（18歳未満）
●少年院送致（おおむね12歳以上）
退院
少年院
→90ページ
仮退院
保護観察

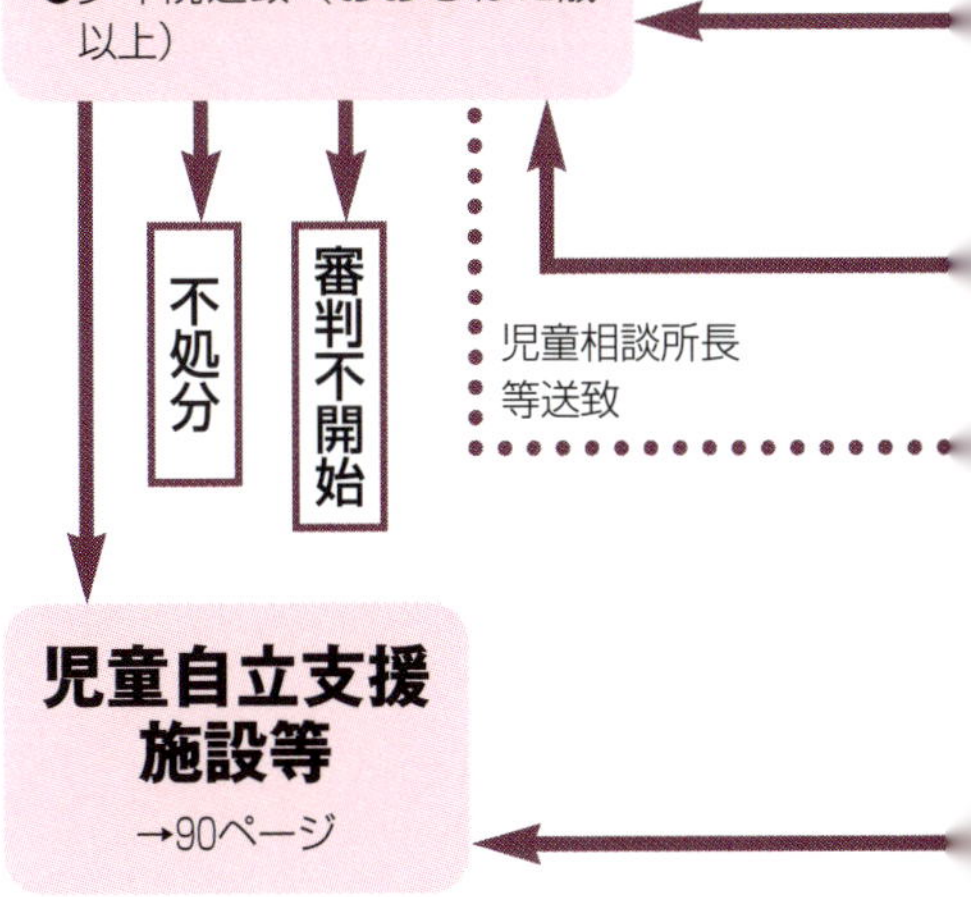

不処分
審判不開始
児童相談所長等送致
児童自立支援施設等
→90ページ

かならず少年院に送られるわけではない

問題行動がやまず、犯罪行為をおかしてしまった子どもに対する処遇は、一律ではありません。子どもの状態や年齢、事件の内容やその原因、子どもを取り巻く環境などをみたうえで、適切な処分が決められます。

たとえ施設への入所が決まっても、「閉じ込めて反省させる」のが目的ではありません。社会の一員として自立した生活を送れるように導くことを目指します。

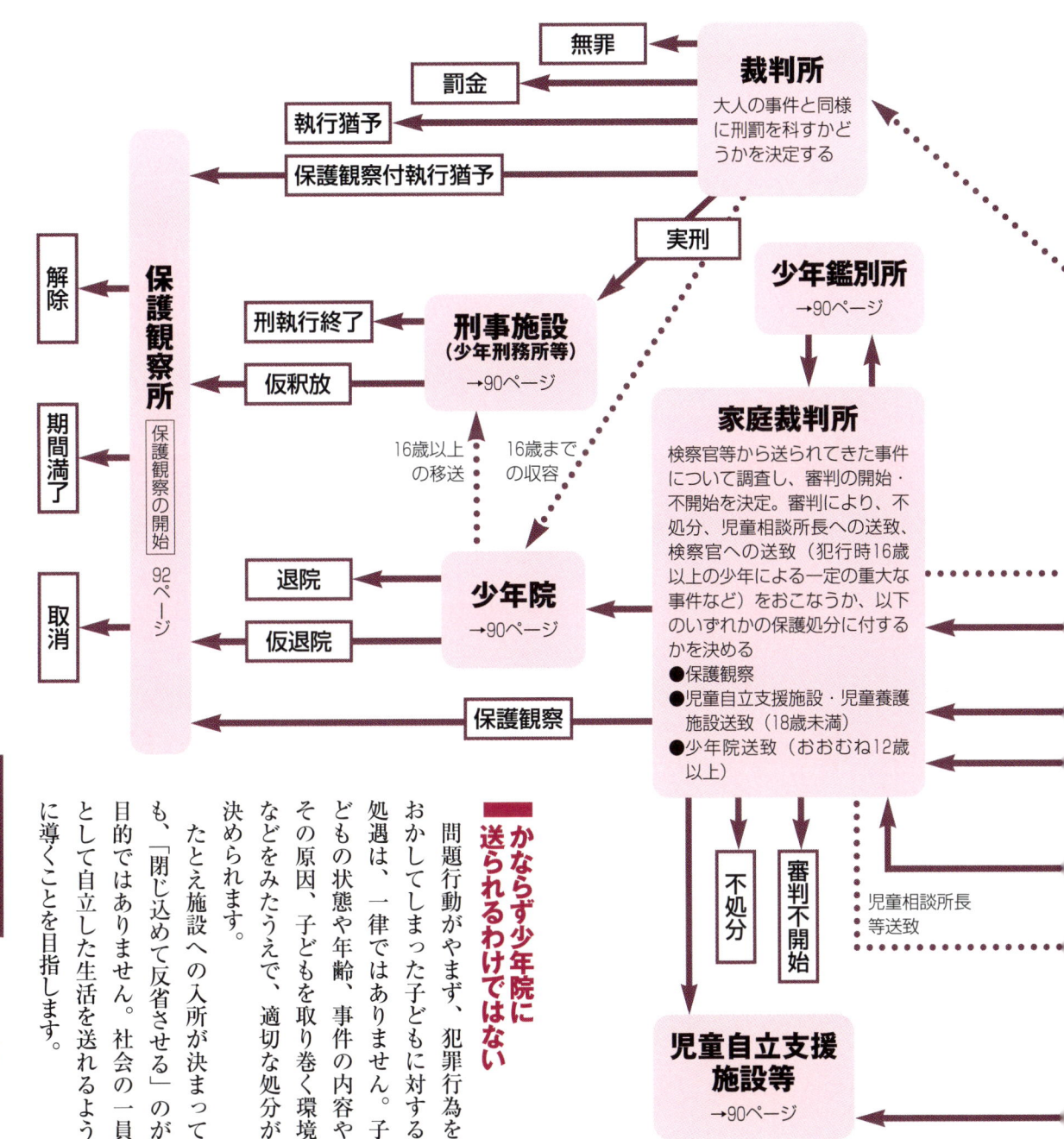

犯罪をおかしたら②

少年院や施設での生活で安定化をはかる

犯罪をおかした子どもや、犯罪をおかす可能性がとくに高いと考えられる子どもについては、少年院などの施設で立ち直りをはかるための教育がおこなわれていきます。

少年矯正施設・保護施設

家庭裁判所では、犯罪をおかした少年などに対する処遇が決められます。どのような対応が適切かを調べるために少年鑑別所があり、矯正施設として少年院、保護施設として児童自立支援施設などがあります。

少年鑑別所

家庭裁判所から依頼された子どもについて、非行化した原因や今後の適切な対応のしかたを、医学、心理学、教育学などの立場から調べ、明らかにしていきます。

調査・診断の結果は、鑑別結果通知書として家庭裁判所に送付され、審判や少年院、保護観察所での指導・援助に活用されます。

少年院

家庭裁判所から保護処分として送致された子どもを収容し、矯正教育をおこなう施設です。少年院には4つの種類があり、どの種類の少年院に送致するかは、年齢や心身の状況をみて家庭裁判所によって決められます。医療少年院を除き、男女別々の施設に収容されます。

■少年院の種類

種類	対象者
初等少年院	12歳～16歳くらいの者
中等少年院	16歳～20歳くらいの者
特別少年院	犯罪的傾向の進んだ者
医療少年院	心身に専門的な治療を必要とする病気があったり、知的障害や発達障害などへの専門的な処遇を必要とする者

少年刑務所

16歳以上20歳未満の少年受刑者を収容する施設として設けられていますが、26歳まで収容することが認められており、実際には成人の受刑者が大半を占めています。

児童自立支援施設・児童養護施設

開放的な施設での生活指導が相当と判断された、比較的低年齢の少年が入所する施設。児童自立支援施設は、非行化した子ども、児童養護施設は、保護者がいない、虐待されているなど、環境的な問題が大きく保護を必要とする子どもが対象になります。

すべてが明確なので子どもは安定しやすい

実生活のなかで手に負えない行動をくり返してきた子どもたちの育て直しをはかるうえで、施設での生活は大きな役割を果たしています。

実態把握・計画作成

発達障害がある子を含め、一人ひとりの学び方や納得のしかたをふまえたうえで、適切な教育・指導のあり方を検討し、実際の対応につなげます。

収容期間は数ヵ月の短期処遇と、1～2年の長期処遇に分けられ、子どもの状態をみながらスケジュールが立てられます。

▼

矯正教育

社会の一員として生活していくことへの動機づけ、社会生活を営むうえで必要とされる対人関係のスキルや職業能力の開発などをおこない、次のステップにつなげていきます。

■標準的なスケジュール
（長期処遇の場合）

約2ヵ月	施設生活へのスムーズな導入と、教育を受けていくための動機づけをはかる
↓	
約7ヵ月	さまざまな指導・教育、練習をおこなっていく
↓	
約3ヵ月	出院後、施設外での生活でもこれまで学んだことがいかせるように準備する

▼

退院・仮退院

収容期間の満了による退院のほか、期待される指導効果が認められる場合には、収容期間の満了前に仮退院が許されます。仮退院後は、収容期間の満了日を含め必要な期間、保護観察を受けます。

少年院でおこなわれること

20歳未満の子どものための矯正施設の中心となっているのが少年院です。少年院送致が決まった子どもは少年院に入所し、ここでの生活を通じて社会復帰を目指します。

■指導領域

生活指導
健全なものの見方、考え方、行動のしかたなどを育てる

職業補導
勤労意欲を引き出し、職業生活に必要な知識・技能を習得させる

教科教育
学習意欲を引き出し、基礎学力の向上をはかる

保健・体育
健康管理と体力の向上をはかる

特別活動
自主的活動、レクリエーション、行事など

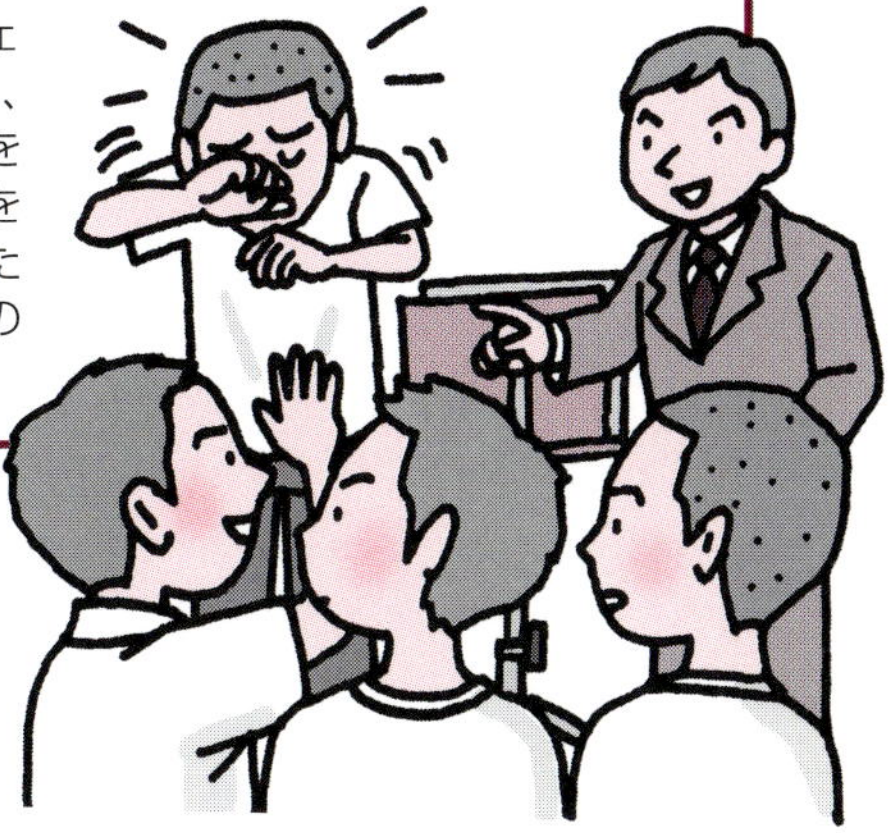

「お題」を身ぶりで表現し、それをみた解答者がお題の言葉を当てるジェスチャー・ゲームなど、楽しみながら生活指導をおこなうことも。順番を待ったり、自己表現したりするスキルを育てるのが目的

とくに少年院などの矯正施設は、施設内での生活全般にわたって細かいルールが決められており、良いことは良い、悪いことは悪い、良いことをすればどうなる、悪いことをすればどうなるという前後関係が非常に明確です。「やるべきこと」がはっきりしているため、行動を改善させやすく、子どもの安定化にもつながりやすいのです。

保護観察は社会復帰を助けるためのしくみ

ふだんの暮らしを続けながら、非行や犯罪からの立ち直りをはかるために、保護観察制度が設けられています。保護観察官や保護司の指導を受けながら、社会復帰をはかります。

保護観察のしくみ

大きな問題を引き起こしてしまった人が、社会の一員として生活していくために、必要な援助をしていく手段のひとつとして保護観察の制度があります。

目的

対象者が守るべきルールを守り、再び犯罪をおかしたり、非行に走ったりせずに社会生活を送れるようにするのが目的です。

対象者を指導・監督する保護観察官や保護司は、住まいの確保や仕事に就くための支援、必要に応じて治療を受けるための援助などもおこなうことで、平穏な暮らしをバックアップしていきます。

実施者

法務省の地方機関である保護観察所に所属する保護観察官と、地域の事情に通じた民間のボランティアである保護司が連携しておこないます。

対象者と期間

●保護観察処分少年：家庭裁判所の決定により保護観察とされた者。原則として20歳になるまで

●少年院仮退院者：少年院から仮退院が許された場合は、仮退院の期間が満了するまで（通常は20歳になるまで）

●仮釈放者：刑事施設から仮釈放された日から、残りの刑期間が満了するまで

●保護観察付執行猶予者：裁判所で刑の執行を猶予され、保護観察とされた者は、判決確定の日から執行猶予期間が満了するまで

対象者のようすをみて、「もう、大丈夫」と判断されれば期間満了前に保護観察が打ち切られることもありますが、重大な約束違反などがあれば、再び児童自立支援施設・児童養護施設や少年院に戻されることもあります。

たんなる相談・支援のシステムではない

少年院などの施設に収容するほどではなくても、そのままもとの生活に戻すだけでは立ち直りがはかれないと考えられる場合や、少年院からの仮退院後などには保護観察を受けることになります。

担当する保護司は、身近なとこ

保護観察の実施例

導入時に立てる実施計画に基づき、定期的な面接を受けることになります。

実施計画を立てる

開始前に保護観察官との導入面接がおこなわれます。事件の内容や原因、これまでの生活のようすや、家庭や交友関係、心身の状況などをふまえ、今後、どのように保護観察を進めていくか、実施計画を立てます。面接終了後、適任と考えられる保護司を保護観察官が選び､担当してもらいます。

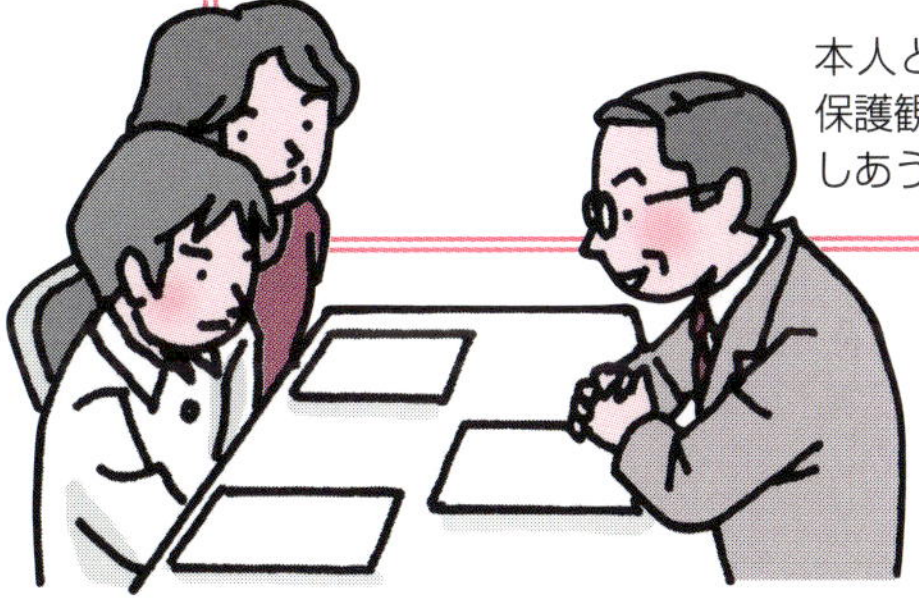

本人と保護者、保護観察官で話しあう

月数回の面接

月数回、担当の保護司のもとに行き、近況を報告します。保護司ではなく、保護観察官が直接、面接をおこなうこともあります。面接時間は、いずれも1回40〜50分程度です。

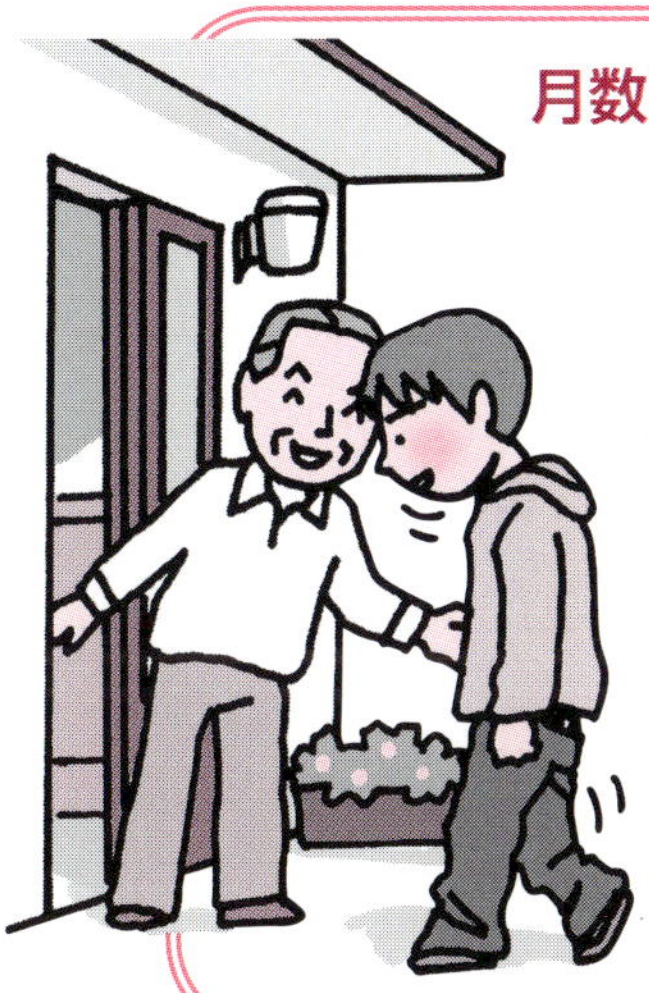

定期的に保護司の自宅に出向き、面接を受けるのが一般的

約束違反をくり返し、保護観察によっては立ち直りをはかることができないと認められるときは、新たな処分が科せられたり、少年院などに再び収容されたりする

環境調整

家族や関係者との関係の調整、自立した生活が送れるための支援を続ける

本人への助言

生活状況を把握し､指導・助言。困っていること、どうすればよいかわからないことなどについて相談にのったりする

立ち直りがはかられた段階で終了

ろで生活を指導したり、生活環境を整えるための手助けをしてくれたりする人。はじめは強制的な人間関係であっても、何度も顔をあわせ、親身なアドバイスを受けていくなかで、信頼関係が育《はぐく》まれていくことが期待されます。

　ただし、保護観察は、たんなる相談・支援のシステムというわけではありません。守るべきルールを守らない場合には、施設への収容などの措置がとられることもあります。

保護者への支援①

親子関係の修復には第三者が必要

立ち直りをはかっている子どもたちにとって、安定した親子関係の存在は大きな支えになります。そのためには、保護者が子育てへの意欲を取り戻すことが必要です。

肝心なのは育て直すことへの動機づけ

子どもの立ち直りを支えるために、保護者が果たす役割は大きいもの。しかし、非行が進んだ子どもの家庭ほど、親子関係は壊滅的な状態にあり、保護者は子育てへの意欲を失っていることが多いという現実もあります。「子どもの支えになろう」と言われても、「自分には無理」と感じている人が少なくありません。

そんな保護者を支援していくために必要なのは、具体的なノウハウよりも育て直すことへの動機づけです。保護者が「もう一度、子育てに取り組んでもいいかも」という気持ちがもてるようになることで、再スタートが切れるのです。

非行化した子どもの保護者の心情

問題を起こしてばかりの子どもをかかえている保護者は、子育てへの意欲を失っていることが多いのが実情です。

子どもに届かない

なにを言っても子どもは耳を貸さない。なにかしてあげようとしても、うるさがるだけ。普通の会話すら成立せず、「自分の言葉が子どもに届かない」と感じている

自責の念

「さびしい思いをさせていたのだろうか」「厳しすぎたのだろうか」など、自分の子育てが間違っていたのだと、自分を責める気持ちが強いことも

申し訳なさ

子どもの行動によって、周囲に大きな迷惑をかけていることへの申し訳なさ、世間の批判的なまなざしなどから、肩身の狭い思いをしている

「子育て無気力症候群」というべき状態に

どう対応してもうまくいかないという経験を重ねるにつれ、「自分には子育てなんて無理だった」「自分の手には負えない」などという無力感が強くなり、子育てへの意欲を失っていく

子どもが変われば保護者も変わる

子育てへの意欲を失っている保護者も、子どもの変化を感じとることで、「もう一度、がんばってみようか」という気持ちになれるもの。親子関係を修復するために、第三者の働きかけが必要です。

1 子どもへの支援の継続

子どもが問題行動を起こすことなく落ち着いて過ごせるように、適切な支援を続けていきます。子どもの状態が落ち着けば、保護者の心配の種は減ります。

2 子どもから親への働きかけをサポート

施設にいる子どもが、面会に訪れた保護者に「来てくれてありがとう」とお礼を言う、あるいは「今まで、心配をかけてごめんね」とあやまる――このように、子どもが保護者に向きあって感謝や謝罪の言葉を言えるように、周囲がサポートしていきます。子どもからの感謝や謝罪の言葉は、保護者にとってなによりの喜びです。

3 親の本音を通訳

これまでの関係が尾を引き、保護者が子どもを突き放すような態度をとってしまうことも。けれど、子どもの変化がうれしくない保護者はいません。第三者が仲介役となり、保護者の本音を子どもに伝えます。

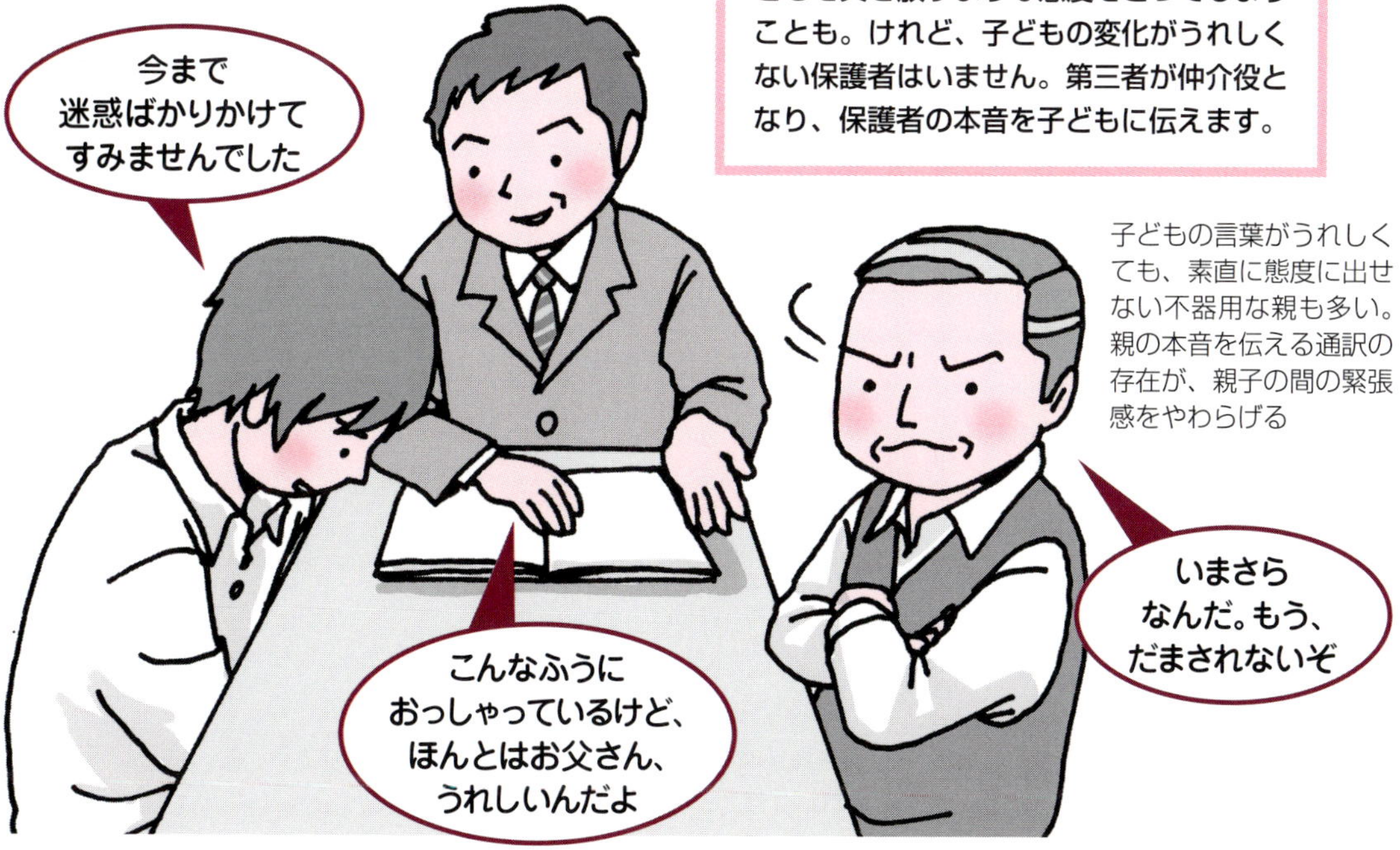
今まで迷惑ばかりかけてすみませんでした
こんなふうにおっしゃっているけど、ほんとはお父さん、うれしいんだよ
いまさらなんだ。もう、だまされないぞ

子どもの言葉がうれしくても、素直に態度に出せない不器用な親も多い。親の本音を伝える通訳の存在が、親子の間の緊張感をやわらげる

保護者への支援②

「愛情」という言葉に縛られないで

「子どもにもっと愛情をかけて！」というメッセージは、もっともらしく聞こえますが、いたずらに保護者を追い詰めてしまうだけ。なんの解決策にもならないことを肝に銘じておきましょう。

よくある「愛情不足」という見方

子どもがなにか困ったことをするのは、「親の愛情不足」「愛情欲求不満」が背景にあるから。こうした見方は、一般の人だけでなく、子どもの教育にかかわる専門家の意見のなかにもみられるほど、蔓《まん》延《えん》しています。

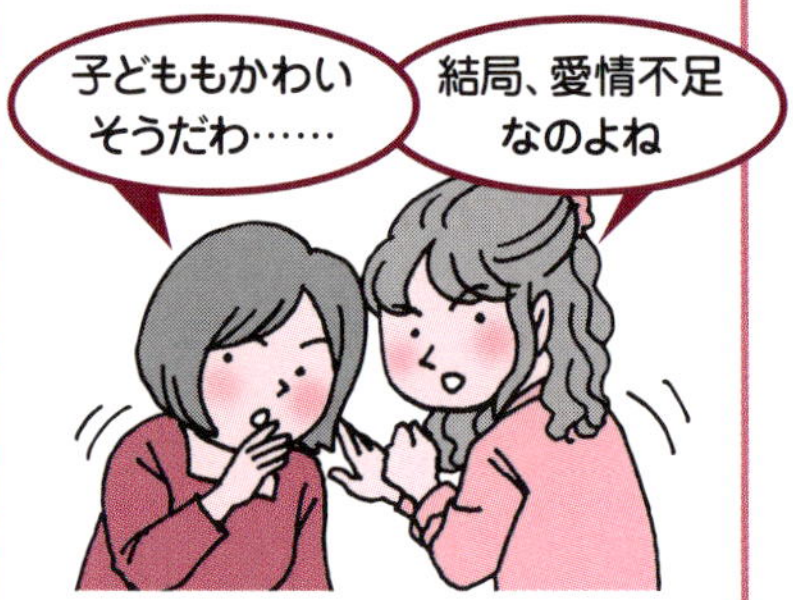
子どももかわいそうだわ……
結局、愛情不足なのよね

「愛情が足りない」という批判が、保護者に集中しがち

なにをどう改善すればよいかみえにくい

愛情不足を指摘するだけでは、保護者に対して、「子どもに寄り添って」「子どもの気持ちを受け止めて」などというあいまいなアドバイスしかできません。まずは、家庭の状況や保護者がかかえる思いを把握します。

- 食事はだいたい市販の弁当や菓子パンなどですませている
- 発達障害があるわが子に対し、保護者自身が「愛情を感じられない」と感じている　など

視点を転換

家庭の状況、保護者の状況について、「愛情」という観点からみるのをやめてみます。子育てをしていくうえで必要なスキルが足りているか、子どもとのコミュニケーションのとり方が適切かなど、具体的な観点から「足りないもの」をあぶりだしていきます。

- 保護者に調理に関する基本的なスキルが欠けているのではないか
- 発達障害をもつ子への接し方を保護者が理解しているか　など

具体的な対応に

「足りないもの」がなにかを具体的に明らかにすれば、具体的な課題がみえていきます。

課題がはっきりしていれば、それにどう対応していくかも、具体的になります。

- 保護者に調理のスキルを教える
- 発達障害の特性や、特性に応じた接し方を教える　など

なにが課題か具体的に考える

子どもの立ち直りをはかるために必要なのは、子どもがかかえる問題を具体的にとらえていくことです。家庭環境や保護者についても、具体的な課題を把握することで、はじめて効果的な支援策がみえてきます。

育ちを支える施設もある

「愛情不足」という見方をとくにされやすいのが、ひとり親の保護者です。経済状況などにより、家庭での養育がむずかしい場合には、施設の利用を考えるのも対応策のひとつです。

児童養護施設

保護者の健康上・経済上の理由などにより、家庭では十分な養育をおこなえない子どもや、虐待を受けているなど、保護者のもとで生活させるのが不適当な状況にあると児童相談所が判断した子どもが入所できる施設です。

ひとり親家庭の保護者が病気・負傷などで、一時的に子どもの面倒がみられなくなったときのショートステイなどをおこなう施設もあります。

母子生活支援施設

18歳未満の子どものいる母子家庭や、事情があって離婚の届出ができないなど、母子家庭に準じる家庭の女性が、子どもと一緒に入所できる施設。母と子の心身の状態と生活を安定させるための相談・援助を進めながら、自立を支援していきます。

特別な事情があれば、入所中の子どもが満20歳になるまで利用できます。

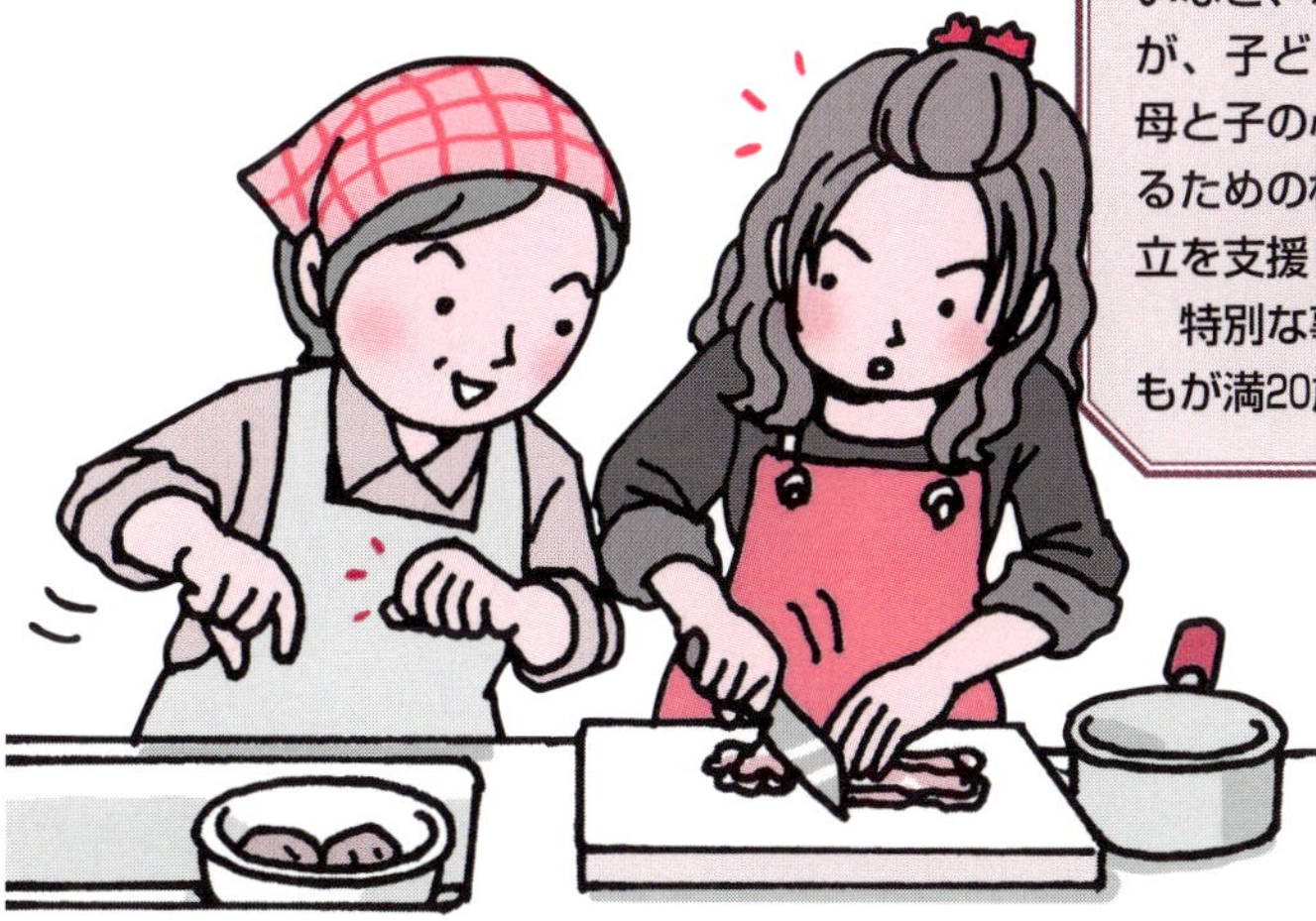

保護者が生活上のスキルを身につけることが、子どもとの生活を立て直す第一歩になることも

保護者自身も自分を責めている

子どもが問題を引き起こした場合、決まってささやかれるのが「親の愛情が足りないから……」という言葉です。保護者自身、「自分の愛情が足りなかったのでは」と、自分を責めていることも少なくありません。

必要なのは具体的な対応策

しかし、愛情という言葉ほどあいまいなものはありません。愛情とはなにか、愛情を注ぐというのは、具体的にはどのようなことなのか、人によってとらえ方は大きく異なります。愛情不足という言葉は、保護者を追い詰めるだけで、なにをどうすればよいのか、みえてきません。

必要なのは具体的な対応策です。保護者自身も、「愛情」という言葉に縛られず、今、できることはなにか、具体的に考えていくことが必要です。

COLUMN

生活の充実が再非行を防ぐ

安定した居場所づくりを

　窃盗や傷害などの理由で検挙・補導された少年のうち、再犯者が占める割合は年々増加しています。また、少年院を出院した者のうち、その後の五年間で再び少年院や刑事施設に入る再入者の比率は、二〇パーセントを超えているという現実があります。

　保護観察期間中、無職の人は半数近くが再処分を受けています。就労先・復学先を確保し、安定した居場所をつくることは、犯罪行為のくり返しを防ぐ大事なポイントのひとつです。

問題行動以外の生活全般に目配りを

　女子の少年院入所理由のトップを占める覚せい剤使用は、強烈な薬物依存のみならず、男性依存、性行動依存、買い物依存などが合併している場合が圧倒的に多く、立ち直りを制約する要因になっています。

　ただし、基本的には依存症も問題行動のひとつですから、対応の原則を忘れないようにします。つまり、問題行動以外の生活全般に着目し、対人関係スキルを育てる、生活の質を高める働きかけや就労支援などをおこなうことが、再非行の防止につながっていくのです。

■少年院仮退院者の再処分率*

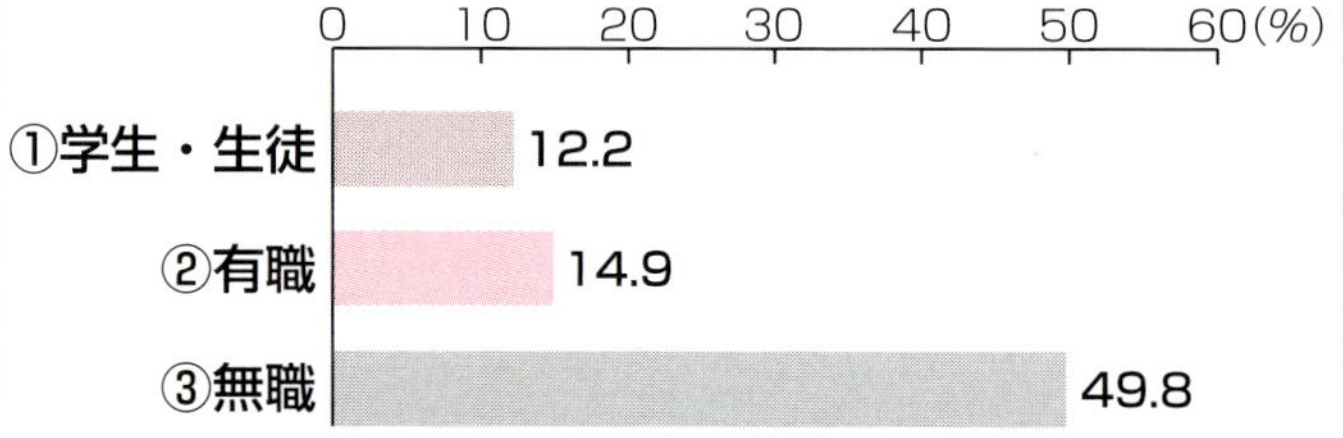

0
10
20
30
40
50
60(%)
①学生・生徒
12.2
②有職
14.9
③無職
49.8

＊保護観察期間中に再非行・再犯により新たな保護処分または刑事処分を受けた人の比率

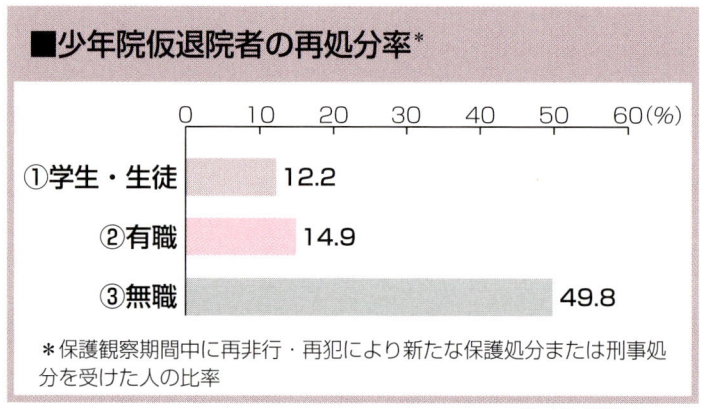

（平成28年版『犯罪白書』による）

■監修者プロフィール

小栗 正幸（おぐり・まさゆき）

法務省に所属する心理学の専門家（法務技官）として、犯罪者や非行少年の資質鑑別に従事し、京都、大阪などの少年鑑別所や成人矯正施設に勤務した後、鳥取少年鑑別所長、宮川医療少年院長を経て2009年３月退官。現在は特別支援教育ネット代表、特別支援教育士スーパーバイザーとして、各地の教育委員会、学校、福祉関係機関、発達障害関連の「親の会」等への支援をおこなっている。専門領域は，思春期・青年期の逸脱行動への対応。著書に『発達障害児の思春期と二次障害予防のシナリオ』（ぎょうせい）などがある。

■参考資料

『発達障害児の思春期と二次障害予防のシナリオ』小栗正幸（ぎょうせい）

『発達障害が引き起こす二次障害へのケアとサポート』齊藤万比古編著（学研）

『発達障害と司法』浜井浩一・村井敏邦編著（現代人文社）

「非行指導の視点」『LD研究』 第20巻、第1号 pp.42－45 小栗正幸（日本LD学会）

●編集協力
オフィス201
坂本弓美
柳井亜紀
●カバーデザイン
松本桂
●カバーイラスト
長谷川貴子
●本文デザイン
勝木雄二
●本文イラスト
秋田綾子

健康ライブラリー イラスト版

行為《こうい》障害《しょうがい》と非行《ひこう》のことがわかる本《ほん》

2011年7月20日 第１刷発行
2023年10月10日 第10刷発行

監 修 小栗正幸（おぐり・まさゆき）

発行者 髙橋明男

発行所 株式会社講談社
東京都文京区音羽二丁目12-21
郵便番号 112-8001
電話番号 編集 03-5395-3560
販売 03-5395-4415
業務 03-5395-3615

印刷所 TOPPAN株式会社

製本所 株式会社若林製本工場

N.D.C.493 98p 21cm

KODANSHA

ISBN978-4-06-259756-2

講談社　健康ライブラリー　イラスト版

登校しぶり・不登校の子に親ができること

下島かほる　監修

中学校教諭・特別支援教育士　上級教育カウンセラー

「休みたい」が増え始めた。原因は？　いつまで続く？
不登校の始まりから再登校までの対応策を徹底解説！

ISBN978-4-06-517116-5

依存症がわかる本
防ぐ、回復を促すためにできること

国立精神・神経医療研究センター精神保健研究所薬物依存研究部部長

松本俊彦　監修

依存症とは？　どうすればやめられる？　薬物、アルコール、ギャンブルなど、深みにはまる理由から回復への行程まで解説。

ISBN978-4-06-523723-6

支援・指導のむずかしい子を支える魔法の言葉

特別支援教育ネット代表

小栗正幸　監修

話が通じない、聞く耳をもたない子の心に響く対話術。
暴言・暴力、いじめ、不登校……困った場面も乗り切れる！

ISBN978-4-06-259819-4

摂食障害がわかる本
思春期の拒食症、過食症に向き合う

跡見学園女子大学心理学部臨床心理学科特任教授

鈴木眞理　監修

太る恐怖、飢餓がまねく食への執着、過食の衝動……。摂食障害の原因、経過から治療法、接し方まで解説。保護者、先生の必読書！

ISBN978-4-06-531395-4

トラウマのことがわかる本
生きづらさを軽くするためにできること

こころとからだ・光の花クリニック院長

白川美也子　監修

つらい体験でできた「心の傷」が生活を脅かす。
トラウマの正体から心と体の整え方まで徹底解説！

ISBN978-4-06-516189-0

起立性調節障害（OD）
朝起きられない子どもの病気がわかる本

昭和大学保健管理センター所長・教授　昭和大学病院小児科教授

田中大介　監修

やる気の問題？　学校に行きたくないから？
誤解されやすい症状の見極め方から対処法までを徹底解説。

ISBN978-4-06-526021-0

講談社　健康ライブラリー　スペシャル

発達障害がよくわかる本

信州大学医学部子どものこころの発達医学教室教授

本田秀夫　監修

発達障害の定義や理解・対応のポイント、相談の仕方、家庭と学校でできることを、基礎から解説。

ISBN978-4-06-512941-8

自閉症スペクトラムの子のソーシャルスキルを育てる本　幼児・小学生編

本田秀夫、日戸由刈　監修

幼児や小学生の時期に必要な基本中の基本スキルを紹介。
子どもの特性に配慮し、生活のなかで無理なく身につけよう。

ISBN978-4-06-259853-8